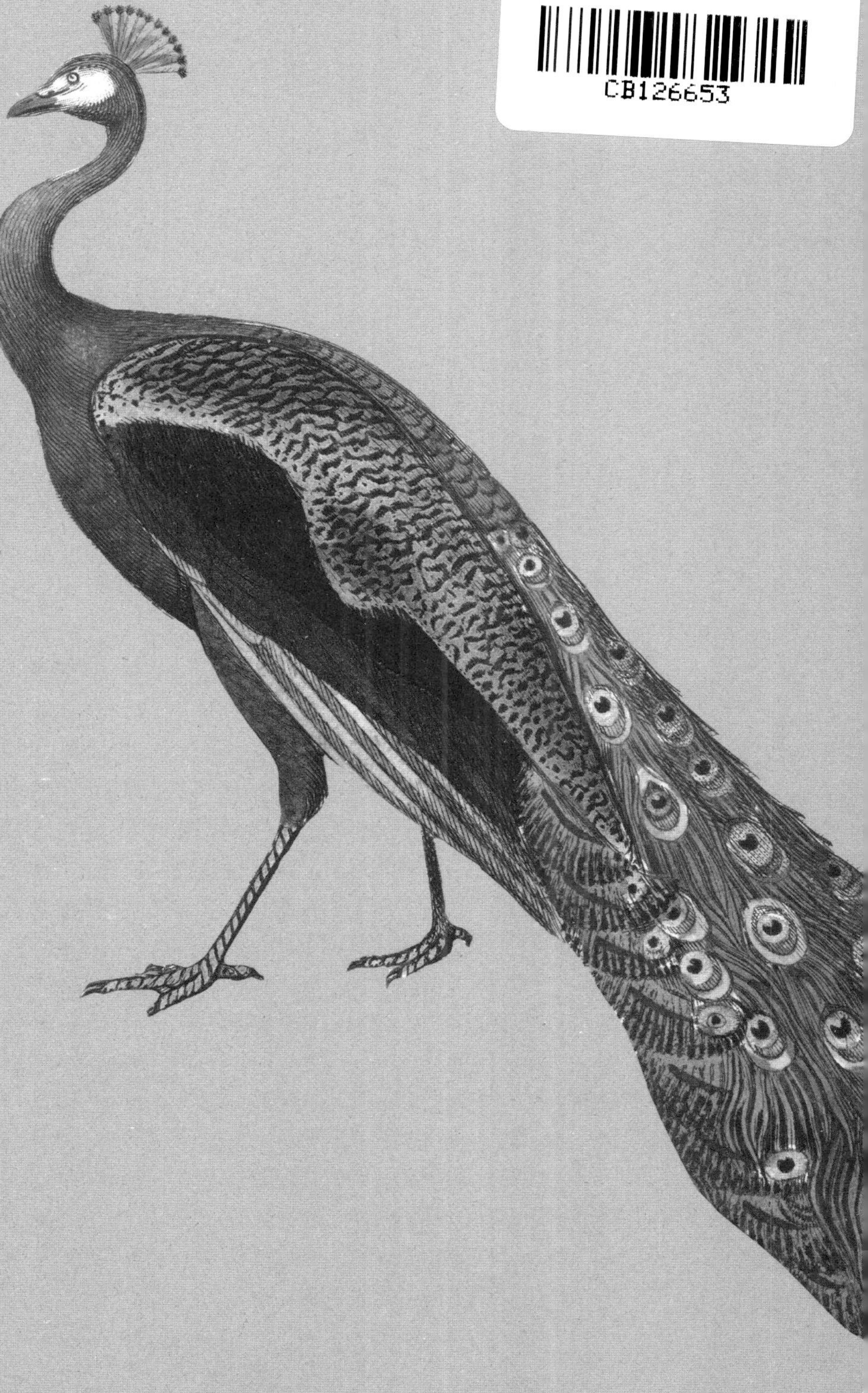

# Rubem Alves

# CANTOS DO PÁSSARO ENCANTADO

## Histórias de amor e renascimento

**2ª edição**

PAIDÓS

*Revisão:* Carla Fortino, Juliana Cury Rodrigues e Wélida Muniz
*Projeto gráfico e diagramação:* Negrito Produção Editorial
*Capa:* Filipa Damião Pinto (@filipa_) | Estúdio Foresti Design
*Ilustração de capa:* Edouard Traviés – *Le paon*, via Rawpixel
*Ilustrações de miolo:* Elivelton Reichert

Dados Internacionais de Catalogação na Publicação (CIP)
Angélica Ilacqua CRB-8/7057

Alves, Rubem, 1933-2014
Cantos do pássaro encantado / Rubem Alves. – 2. ed. - São Paulo : Planeta do Brasil, 2025.
144 p.

ISBN 978-85-422-3925-6

1. Crônicas brasileiras I. Título

25-4524 CDD B869.8

Índices para catálogo sistemático:
1. Crônicas brasileiras

MISTO
Papel | Apoiando o manejo florestal responsável
FSC® C112738

Ao escolher este livro, você está apoiando o manejo responsável das florestas do mundo

2025
Todos os direitos desta edição reservados à
Editora Planeta do Brasil Ltda.
Rua Bela Cintra, 986, 4º andar – Consolação
São Paulo-SP – CEP 01415-002
www.planetadelivros.com.br
faleconosco@editoraplaneta.com.br

**Acreditamos nos livros**

Este livro foi composto em Garamond Premier Pro e impresso pela Lis Gráfica para a Editora Planeta do Brasil em outubro de 2025.

*De tudo o que se escreveu, eu só amo aquilo que o homem escreveu com o seu próprio sangue.*

Friedrich Nietzsche

# SUMÁRIO

# APRESENTAÇÃO

O que acontece na alma e no corpo de um ator quando está representando um papel? Shakespeare se assombrava com essa questão. Eis o que ele escreveu:

> Não é incrível que um ator, por uma simples ficção, um sonho apaixonado, amolde tanto sua alma à imaginação que todo se lhe transfigure o semblante, por completo o rosto lhe empalideça, lágrimas vertam de seus olhos, suas palavras tremam e inteiro seu organismo se acomode a essa mera ficção? (*Hamlet,* ato 2, cena II)

Em outras palavras, o ator é literalmente "possuído" pela ficção, e aquilo que não existe passa a existir na sua alma e no seu corpo, e na alma e no corpo daqueles que participam do seu ato de representação. Estamos aqui no mundo da magia.

Isso acontece também com o escritor. Ele pensa os personagens, mas, para que estes fiquem vivos, é preciso que o autor seja possuído pela ficção que ele mesmo inventou. Aí, então, sua escritura passa a ser escrita com sangue, como o disse Nietzsche metaforicamente.

Murilo Mendes disse a mesma coisa por meio de outra metáfora, mais forte, no livro *A idade do serrote:* "Quando eu não era antropófago, quando eu não devorava livros, pois os livros não são feitos com a carne e o sangue dos que os escrevem?".

Escrever é um ato de antropofagia: o escritor se transforma em palavras escritas com sangue, para ser, em seguida, devorado por aqueles que o leem. De novo estamos no reino da feitiçaria. A um texto escrito com sangue pode-se aplicar as palavras do evangelho "*hoc est corpus meum*" – este é o meu corpo.

Gostaria que este pequeno livro que escrevi sobre o amor, suas alegrias e tristezas fosse um pedaço de mim. Porque, ao escrevê-lo, coloquei-me no lugar dos amantes e, pela magia da imaginação, procurei sentir o que eles sentiram: as alegrias dos amantes felizes e as tristezas dos amantes abandonados.

Espero, então, que aconteça com os que o lerem aquilo que aconteceu comigo: que eles também se deixem ser possuídos pela magia da ficção e sintam, na fantasia, as emoções do amor, sem precisar senti-las na carne.

Emoções do amor? Adélia as resumiu em poucas palavras, em *O sempre amor*:

Amor é a coisa mais alegre
Amor é a coisa mais triste...

RUBEM ALVES

# Parte I

# ENCANTAMENTO E PAIXÃO

# ATÉ QUE A MORTE...

Era outono. O vento já havia tocado as árvores com seus dedos frios, colorindo as folhas de amarelo e vermelho. Ao lado direito, um muro alto de pedras que quase não se viam, cobertas que estavam por uma hera de folhas vermelho-escuras, em forma de coração. Colhi cinco folhas e as coloquei dentro de guardanapos de papel, para desidratá-las.

A importância daquelas folhas, para mim, não era estética; embora fossem bonitas, eram comuns. Eu as colhi por terem crescido naquele lugar, a abadia de Cluny. Caminhei em silêncio por seus corredores, pátios e jardins porque, para mim, havia alguma coisa de sagrado ali. Caminhava com passos cuidadosos, pensando que, cerca de novecentos anos antes, circulara por aqueles mesmos espaços Abelardo, que ainda hoje é lembrado pelos apaixonados que conhecem a sua história.

Trouxe as folhas para casa, cobri-as com um spray de verniz e as retirei do tempo, prendendo-as em um sanduíche de vidros. Isso já faz uns vinte anos. As folhas estão como chegaram.

O amor feliz não vira literatura nem arte. *Romeu e Julieta, Tristão e Isolda, As pontes de Madison, Love Story: Uma história de amor* – o amor comovente é o amor trágico. Diz Octavio Paz que "coisas e palavras sangram pela mesma ferida". Mas amor feliz não é ferida. Como poderia, então, dele sangrar palavras? O amor feliz não é para ser transformado em literatura. É para ser desfrutado. O amor feliz não escreve, ele abraça. Se escreve alguma coisa, são cartas de amor...

Se escrevo sobre Abelardo e Heloísa, é porque a história deles é uma ferida na minha própria carne. Heloísa tinha 17 anos. Abelardo, 38. Vinte e um anos os separavam. O amor ignora os abismos do tempo.

Abelardo (1079-1142) foi apelidado de "pássaro errante". Intelectual fulgurante, figura central das discussões filosóficas em Paris, motivo de invejas, ódios e paixões. Assim Heloísa o descreve, numa carta para ele mesmo:

> Que reis, que filósofos tiveram renome igual ao teu? Que país, que cidade, que aldeia não se mostrava impaciente em te ver? Aparecias em público? Todos se precipitavam para te ver. Partias? Todos te procuravam seguir com os olhos ávidos. Que esposa, que virgem não se terá abrasado por ti em tua ausência e incendiado em tua presença? Possuías, sobretudo, duas qualidades capazes de conquistar todas as mulheres: o encanto das palavras e a beleza da voz. Não creio que outro filósofo as tenha possuído em tão alto grau.

Heloísa, jovem dotada de raras qualidades intelectuais, vivia em Paris, na casa do tio. Este, desejoso de lhe dar a melhor educação, contratou Abelardo como tutor intelectual da moça. Mas as lições de filosofia duraram pouco. Logo os dois estavam perdidamente apaixonados. E Abelardo, filósofo de rigor lógico incomparável, transformou-se em poeta. Heloísa tomou conta do seu pensamento e corpo e, a partir de então, segundo ele mesmo confessa, nele só se encontravam "versos de amor e nada dos segredos da filosofia".

O tio, ao descobrir o que acontecia em sua casa, sentiu-se enganado e se enfureceu. Interrompeu as "lições" e proibiu que eles se vissem de novo. Inutilmente. A distância não apaga, ela acende o amor. E o próprio Abelardo comenta: "A separação dos corpos levou ao máximo a união dos nossos corações e, porque não era satisfeita, nossa paixão se inflamou cada vez mais".

Mas Heloísa ficou grávida. Abelardo resolveu raptá-la e levá-la para um lugar distante. À noite, retirou-a da casa do tio e a levou para a casa da irmã dele, em Pallet, 400 quilômetros distante de Paris. Foi lá que nasceu o filho do seu amor. Casaram-se secretamente no dia 30 de julho daquele ano.

Mas, para o tio de Heloísa, o acontecido exigia vingança. Planejou, então, a pior de todas as vinganças possíveis. Contratou um bando de marginais, que invadiram a casa de Abelardo e o castraram. Pensava o tio que, assim, colocaria fim àquele amor. Inutilmente. Continuaram a se amar pelo resto da vida, com o poder da memória e da saudade, até que a morte os unisse eternamente. Amaram-se sem se tocar, o que confirma o dito por Milan Kundera de que é preciso salvar o amor da tolice da sexualidade.

Abelardo morreu aos 63 anos, em 1142. Heloísa, ao saber disso, exigiu para si a posse de "seu homem". Na verdade, era isso que Abelardo lhe havia pedido. "Quando eu morrer", escreveu a ela, "peço-te que procures transportar o meu corpo para o cemitério da tua abadia...". E Heloísa ordenou que, uma vez morta, seu corpo fosse enterrado no túmulo de seu marido, o que aconteceu vinte anos depois.

Conta-se que, quando Heloísa foi levada para o túmulo e o caixão de Abelardo foi aberto, ele abriu os braços e a abraçou.

Dizem outros, ao contrário, que foi Heloísa quem abriu os seus, para abraçá-lo. É possível.

Estão enterrados num túmulo de mármore branco, no cemitério Père-Lachaise, em Paris. Sob a proteção de um dossel rendilhado, também de mármore, eles se encontram em sua forma definitiva, modelados pela memória, pela noite, pelo desejo.

Deitados um ao lado do outro, em vestes mortuárias, sem se tocar, rostos voltados para os céus, mãos cruzadas sobre o peito, sem desejo – assim um escultor os esculpiu, obediente à forma como a tradição religiosa imobilizou os mortos. Mas, se a escolha fosse deles, a escultura seria outra: *O beijo,* de Rodin, um homem e uma mulher, corpos nus abraçados. E as palavras gravadas seriam as de Drummond, em *As sem-razões do amor*:

Amor é primo da morte,
e da morte vencedor,
por mais que o matem (e matam)
a cada instante de amor.

Talvez o amor de Heloísa tenha sido mais puro e intenso. Abelardo conhecera o amor de muitas e o amor à filosofia. Ela, ao contrário, conheceu apenas o amor por Abelardo. Diz um de seus biógrafos: "Para Heloísa, não há senão dois acontecimentos em sua vida: o dia em que soube que era amada por Abelardo e o dia em que o perdeu. Tudo o mais desaparece a seus olhos numa noite profunda".

Ainda hoje, decorridos quase novecentos anos, os namorados visitam aquele túmulo. Talvez para suplicar a Deus que permaneçam abraçados eternamente, como em *O beijo,* de Rodin. Talvez para pedir que lhes seja dada a felicidade de viver um amor como aquele, mas sem ter de viver a sua dor. O amor feliz, sem literatura, sem fama, sem que ninguém o conheça. Basta a felicidade do amor feinho, como Adélia Prado o batizou carinhosamente. Estou certo de que era isso que Abelardo e Heloísa teriam desejado.

O túmulo deles está à sombra de uma árvore. Apanhei algumas folhas e fiz com elas o que fiz com as folhas vermelhas de hera. Agora estão dentro de um túmulo de vidro no meu escritório. Toda vez que as vejo, eu me lembro da história dos dois apaixonados.

A liturgia clássica de casamento termina com a declaração "até que a morte os separe". Para Abelardo e Heloísa, teria de haver um fim diferente. Separados um do outro por toda a vida, não era necessário que a morte viesse afastá-los. A liturgia teria de ter um outro fim: "até que a morte os una para todo o sempre".

Assim foi. Assim será. Eternamente.

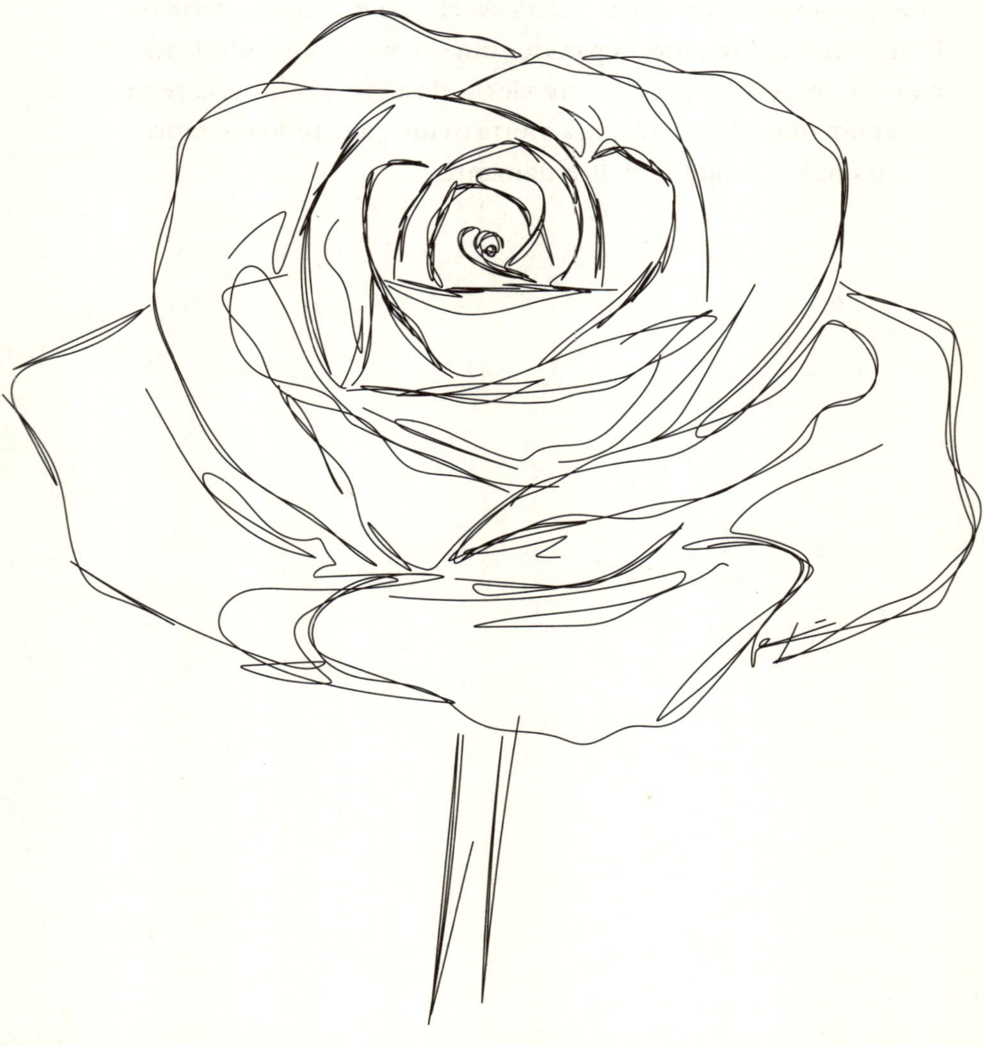

# "... AMEI-TE JÁ MUITO ANTES..."

Quando te vi amei-te já muito antes.
Tornei a achar-te quando te encontrei.

FERNANDO PESSOA,
*A falência do prazer e do amor.*

Essa é a mais bela, a mais curta e a mais sábia declaração de amor que conheço. Sábia por não ser o simples enunciado de um sentimento. São palavras que marcam o lugar obscuro onde o amor brota.

* * *

Ela estava assentada ligeiramente inclinada para a frente, as mãos apoiadas sobre as coxas. Olhou-o com olhos tranquilos e com voz baixa disse: "meu nome é Heloísa". Tinha maçãs salientes e rosto de menina. Uma beleza singela e despida, sem nenhum adorno, irradiava do seu corpo.

Ao vê-la, ele sentiu uma súbita alteração no peito, coisa que nunca havia sentido, como se tivesse sido instantaneamente enfeitiçado por aquele rosto. Percebeu que estava perdido. Ele a amou para sempre desde o momento em que a viu.

* * *

Há muito tento entender essa cena. Embora saiba que a razão lógica não conhece as razões do coração, embora Drummond tenha escrito um poema com o título *As sem-razões do amor*, embora o próprio Santo Agostinho não soubesse o que amava quando amava, sou fascinado pelo mistério desse súbito encantamento.

Como um feitiço. O apaixonado fica possuído por uma imagem. Qual é a origem desse sentimento que fisicamente toma posse do lado esquerdo do peito?

* * *

O poeta medita: "quando te vi...". Eu nunca a tinha visto. Não havia antecedentes que tivessem preparado aquele momento. Nada sabia sobre ela. Dela, naquele momento, a única coisa que eu tinha era a imagem: eu a vi.

Tudo aconteceu pelo olhar. Foi nos meus olhos que o amor começou. Como eu nada sabia sobre ela, era destituída de substância. Eu só tinha aquilo que meus olhos me ofereciam: uma imagem. Imagens são criaturas de luz. Foi isto que meus olhos viram, foi isto que amei: um nada luminoso.

Uma imagem não pode ser tocada, falta-lhe matéria. Nem me atrevi a fazer um gesto... Meus olhos pararam sobre o seu rosto e o tocaram imperceptivelmente com dedos de luz. Amei-a com os meus olhos. E amei os seus olhos, que me fitavam. Naquele momento eu não sabia, mas ela sentira o mesmo que eu.

* * *

Eu já havia visto muitas mulheres. Muitas delas mais bonitas. Mas a beleza delas nada fez com o meu corpo. Então não a amei por ser mais bonita que as outras. Não é a beleza que produz o encantamento. A beleza toca minha sensibilidade estética. Mas esta pertence à razão cerebral, que julga o que vê. Falta-lhe, entretanto, o poder de encantar. A beleza não faz nada dentro do meu peito. Se o amor fosse produzido pela beleza, teria me apaixonado por muitas mulheres.

*Então, o que foi que me enfeitiçou?*, o poeta se pergunta. Onde estava o encanto daquela imagem? Não sei. Amei sem saber por quê. Faço a mesma pergunta que Santo Agostinho fez: "O que é que amo quando te amo?". O que foi que amei quando a vi?

Alguma razão deveria haver. O coração tem as suas razões, muito embora a razão as desconheça. Esse é o mistério.

* * *

A estranha forma sintática do verso "quando te vi amei-te já muito antes" nos leva para a região onde se encontram as raízes da paixão – um tempo anterior ao agora. Os poetas têm intuições desse tempo. Talvez porque eles mesmos não saibam explicar seus poemas, cuja origem é tão misteriosa quanto a origem do amor. De onde vêm?

Álvaro de Campos se perguntava, em *Ode marítima*:

> Ah, quem sabe, quem sabe,
> Se não parti outrora, antes de mim,
> Dum cais; se não deixei, navio ao sol
> Oblíquo da madrugada,
> Uma outra espécie de porto?

É possível que a imagem que me encantou tenha nascido no mesmo tempo e no mesmo lugar onde nascem os poemas...

> Nasci para ti antes de haver o mundo
> Não há cousa feliz ou hora alegre
> Que eu tenha tido pela vida fora,
> Que o não fosse porque te previa...
>
> FERNANDO PESSOA,
> *A falência do prazer e do amor*

Não. Não foi encontro de primeira vez, embora tenha acontecido no tempo da minha vida.

"Tornei a achar-te quando te encontrei." Antes de eu nascer, tu eras minha. Quando nasci, perdi-te. E agora, você à minha frente, sua imagem me levou para esse passado misterioso, onde éramos um do outro num amor imperturbável.

As razões do encantamento se encontram nesse tempo anterior. Era lá que ela vivia adormecida. Como um sino que repica na aldeia e ressoa em ecos na montanha distante, assim foi: a imagem fez minhas paisagens interiores, envoltas nas brumas do esquecimento, reverberar. Eu não as vi. Eram invisíveis nas brumas. Mas ouvi a respiração. Ela estava lá. Antes que eu a houvesse visto naquele momento encantado presente, já a amava. Eu a amara sempre, num tempo anterior ao agora, tempo de que havia me esquecido.

A experiência do amor, quem sabe a palavra mais certa seja "paixão", existe dentro dessa bolha encantada, fechada em si mesma, que subitamente nos extrai do presente. É uma emoção em estado bruto, irresistível, que se apossa da alma, a domina e se basta.

O nosso amor
Vai ser assim
Eu pra você
Você pra mim.

Tom Jobim e Vinícius de Moraes,
"O nosso amor"

Quem escreveu esses versos sabia que a bolha da paixão é feita de dois olhares que se contemplam, encantados, e se fecham em si mesmos.

Octavio Paz descreveu, num parágrafo de rara beleza, a magia da experiência com esse tempo anterior:

> Às vezes, sem causa aparente, vemos de verdade o mundo que nos rodeia. E essa visão é, a seu modo, uma espécie de teofania ou aparição, pois o mundo se revela para nós em suas dobras e abismos, como Krishna diante de Arjuna. Todos os dias atravessamos a mesma rua ou o mesmo jardim; todas as tardes nossos olhos batem no mesmo muro avermelhado, feito de tijolos e tempo urbano. De repente, num dia qualquer, a rua dá para outro mundo, o jardim acaba de nascer, o muro fatigado se cobre de signos. Nunca os tínhamos visto e agora ficamos espantados por serem assim: tanto e tão esmagadoramente reais. Sua própria realidade compacta nos faz duvidar: são assim as coisas ou são de outro modo? Não, isso que estamos vendo pela primeira vez já havíamos visto antes. Em algum lugar, no qual nunca estivemos, já estavam o muro, a rua, o jardim. E à surpresa segue-se a nostalgia. Parece que nos recordamos e quereríamos voltar para lá, para esse lugar onde as coisas são sempre assim, banhadas por uma luz antiquíssima e, ao mesmo tempo, acabada de nascer. Nós também somos

> de lá. Um sopro nos golpeia a fronte. Estamos encantados, suspensos no meio da tarde imóvel. Adivinhamos que somos de outro mundo.

Octavio Paz usa a palavra "teofania" para descrever esta experiência: o sagrado tira os próprios véus e aparece. Seria impróprio dizer que aquela imagem, a imagem que me encantou, fora uma teofania, o sagrado fazendo-se visível? Porque o que é o sagrado? É aquilo que amo acima de todas as coisas. E eu a estava amando acima de todas as coisas. Ela era sagrada para mim...

# A TERNURA

"Pureza de coração é desejar uma só coisa." Foi assim que Kierkegaard definiu, a pureza. Puro é aquilo em que não há misturas; é uma coisa só.

A paixão é pura porque vive de uma coisa só: a imagem da pessoa amada. Não se trata de uma imagem mais bonita que as outras. É uma única imagem que apaga todas as outras. O apaixonado só pensa na pessoa amada. Sempre. Os assuntos que fazem as conversas do cotidiano não lhe interessam. Bem que ele gostaria de falar sobre o seu amor, mas se cala sabendo que ririam dele. Camões, no episódio de Inês de Castro, escreveu que ela caminhava

> Aos montes ensinando e às ervinhas
> O nome que no peito escrito tinhas.

Se não havia ouvidos humanos a quem pudesse dizer o nome que tinha gravado no peito, que as árvores, a relva e as pedras fossem depositárias do seu segredo: um único nome.

A raposa pediu que o Pequeno Príncipe a cativasse.

— Que quer dizer "cativar"? — ele perguntou.

A raposa explicou:

— Tu te sentarás primeiro um pouco longe de mim, assim, na relva. Eu te olharei com o canto do olho e tu não dirás nada. A linguagem é uma fonte de mal-entendidos. Mas, a cada dia, te sentarás mais perto... Se tu vens, por exemplo, às quatro da tarde, desde as três eu começarei a ser feliz. Quanto mais a hora for chegando, mais eu me sentirei feliz. Às quatro horas, então, estarei inquieta e agitada: descobrirei o preço da felicidade!

Aconteceu então que o Pequeno Príncipe cativou a raposa. O tempo passou e chegou o dia em que ele precisou partir. A raposa disse:

— Ah! Eu vou chorar.

— A culpa é tua; eu não te queria fazer mal, mas tu quiseste que eu te cativasse...

— Quis — disse a raposa.

— Mas tu vais chorar!

— Vou — ela respondeu.

— Então não sais lucrando nada!

— Eu lucro — disse ela — por causa da cor do trigo. — E acrescentou: — Eu não como pão. O trigo para mim é inútil. Os campos de trigo não me lembram coisa alguma. E isso é triste! Mas tu tens cabelos cor de ouro. O trigo, que é dourado, fará lembrar-me de ti. E eu amarei o barulho do vento no trigo...

O amor começa quando colocamos uma metáfora poética no rosto da pessoa amada. A paixão é uma experiência estética.

Está ligada à contemplação da beleza. A pessoa pela qual se está apaixonado é bela. Não é que ela seja bela, é o olhar apaixonado que a torna assim. Porque não vemos o que vemos, vemos o que somos. Uma mulher é bela quando nos vemos belos ao seu olhar. Quem, ao olhar para uma mulher, pensa em sexo não é um apaixonado.

O apaixonado sorri ao contemplar a amada dormindo, sem tocá-la. O corpo de lado, o rosto sobre o travesseiro, os olhos fechados, o suave ressonar, a camisola suspensa deixando ver a calcinha: é uma imagem de paz, de tranquilidade. E um momento de ternura. Há um desejo de acariciá-la, mas a mão se contém; nenhum movimento dele deverá interromper a beleza da cena. Nela, os impulsos sexuais estão proibidos.

O sexo dos adolescentes e dos jovens se parece com um furúnculo inchado: túrgido, vermelho, dolorido, que busca se livrar do incômodo. O que se busca não é a experiência amorosa, é rasgar o furúnculo para que o pus saia, trazendo alívio. E o esperma não se parece com pus? Quando o orgasmo acontece, numa mistura de dor e prazer, o furúnculo se esvazia e o corpo fica em paz. Pode até ser que nesse momento o parceiro se esqueça da mulher ao seu lado, vire as costas para ela e durma.

Foi sobre esse sexo que Freud escreveu. Era o único que ele conhecia. Era o sexo que Tomas, personagem de *A insustentável leveza do ser,* fazia com suas namoradas. Mas uma delas protestava: "não procuro o prazer, procuro a alegria...".

O sexo-furúnculo prescinde da ternura. Tomas não sentia ternura por suas amantes. Elas eram objetos para seu alívio. Ele as usava. Não as amava. O amor mora no olhar terno que sorri ao contemplar o rosto da pessoa amada.

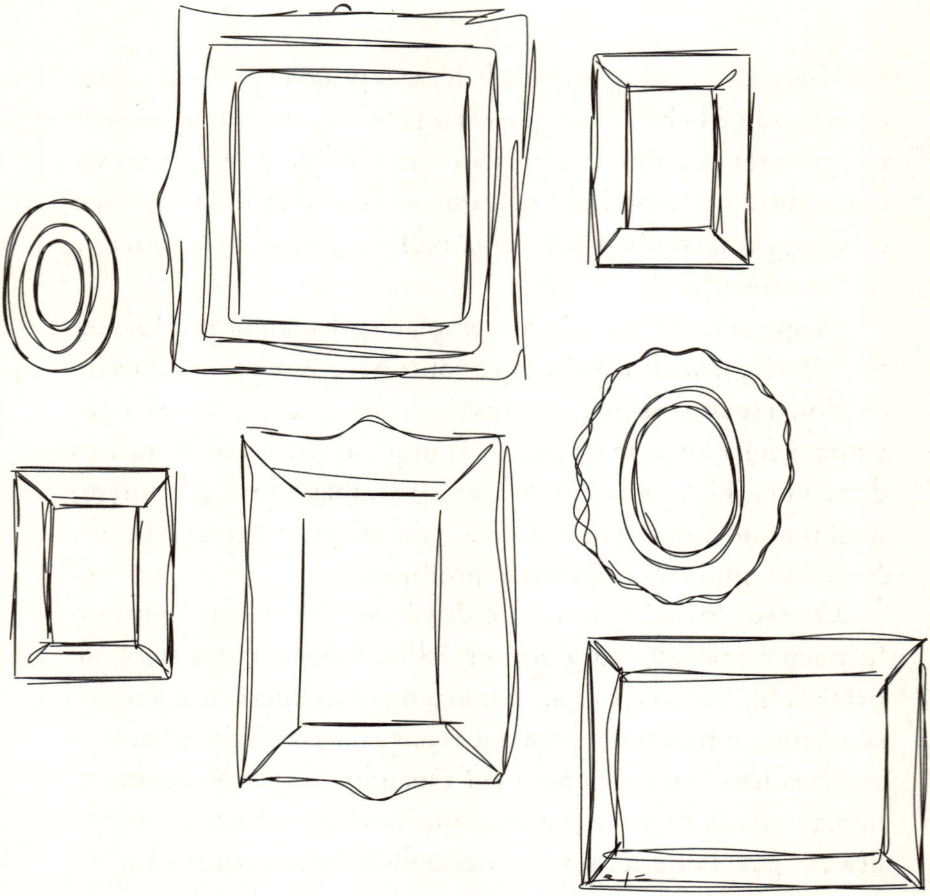

# A BELA CENA

Tomas, personagem de *A insustentável leveza do ser,* de Milan Kundera, não conhecia a experiência da paixão. O que ele conhecia eram os prazeres do sexo. Esgotada a orgia, o seu desejo era se livrar da mulher. A ideia de acordar com uma mulher ao lado o horrorizava. O seu horror ao amor era tal que nunca permitia que uma mulher dormisse na sua cama. Encontrava sempre uma desculpa para se livrar da companheira, levando-a de volta à casa dela. Ele se parecia com o sultão de *As mil e uma noites,* que, depois de uma noite de prazeres carnais, quando o sol iluminava o horizonte, fazia com que a amante fosse decapitada... Era assim que Tomas agia, como um animal caçador que abandona a caça tão logo sua fome é satisfeita.

Mas com Tereza tudo foi diferente. Não que ela tivesse algum traço especial que a distinguisse das outras. Não era mais bonita. Por que Tomas a amou e deixou que ela passasse a noite na cama dele? Por mais que a examinasse, nada encontrava nela que pudesse ser apontado como a razão do seu amor. Eles se conheciam por um tempo tão curto! Mas, sem razões e contra a sua vontade, o fato era que ele estava apaixonado por ela.

Sua aventura com Tereza havia começado exatamente onde terminavam suas aventuras com as outras mulheres. Ela acontecera do outro lado do impulso que o levava às conquistas. Conhecera Tereza acidentalmente num bar de uma cidadezinha do interior. Dissera-lhe, quase como brincadeira, que o procurasse se fosse à capital. E lhe dera o seu endereço. Tereza chegou à capital doente, sentindo-se perdida. Não tinha para onde ir. Foi isso que a levou a procurar Tomas. E foi aí que a história de amor começou.

Ela ardia em febre. Ele não podia fazer com ela aquilo que fazia com as outras. Não podia levá-la de volta para casa, porque ela não tinha casa. Ajoelhado à sua cabeceira, "ocorrera-lhe a ideia de que ela viera para ele numa cesta sobre as águas".

Agora, a distância, pensava sobre as razões do seu amor e fazia, sem que disso se desse conta, a insólita pergunta de Santo Agostinho: "o que é que amo quando amo Tereza?". Tudo se tornou claro de repente. Ele ficou comovido pela fragilidade de Tereza adormecida – criança amedrontada, chegando aos seus braços com um pedido de socorro.

> A mulher não resiste à voz do que chama sua alma amedrontada; o homem não resiste à mulher cuja alma se torna atenta à sua voz. Parece que existe no cérebro uma zona específica, que poderíamos chamar de memória poética, que registra o que nos encantou, o que nos comoveu, o que dá beleza à nossa vida. Desde que Tomas conhecera Tereza, nenhuma outra mulher tinha o direito de deixar a marca, por efêmera que fosse, nessa zona do seu cérebro.

Agora, na memória poética de Tomas, aquela cena permanecia imóvel, imperturbável, fora do tempo. Era uma parte da sua alma. Não morreria jamais.

"O que é que amo quando te amo?" Tomas amava Tereza porque amava nela uma outra coisa: aquela cena que repentinamente brilhara em sua imaginação. Na cena, Tereza não era Tereza; era uma criança abandonada, levada pelas águas de um rio. E, de repente, ele deixou de ser Tomas, o caçador, tornou-se um homem forte, que tomava aquela criança nos braços. Tereza poderia deteriorar-se ou morrer. Mas a cena permaneceria inalterada, suspensa na memória poética, como objeto de amor.

Amamos a bela cena antes de amar a pessoa. Amamos a pessoa porque ela completa a bela cena. Por isso Santo Agostinho, antecedendo os versos de Fernando Pessoa, escreveu em suas *Confissões*: "antes que te conhecesse eu já te amava". Somos amantes antes de nos encontrar com a mulher ou com o homem que será o objeto do nosso amor. A alma é uma coleção de belos quadros adormecidos, seus rostos envoltos pelas sombras. Sua beleza é triste e nostálgica porque, sendo moradores da alma ao lado dos sonhos, eles não existem do lado de fora. Vez por outra, entretanto, defrontamo-nos com um rosto – ou apenas com uma voz, um olhar, um gesto com a mão... – que, sem razões, ilumina um dos quadros que estava no escuro. Somos então possuídos pela certeza de que esse rosto que os olhos veem é o mesmo que está no quadro que mora nas sombras da alma. O corpo estremece. A paixão está nascendo.

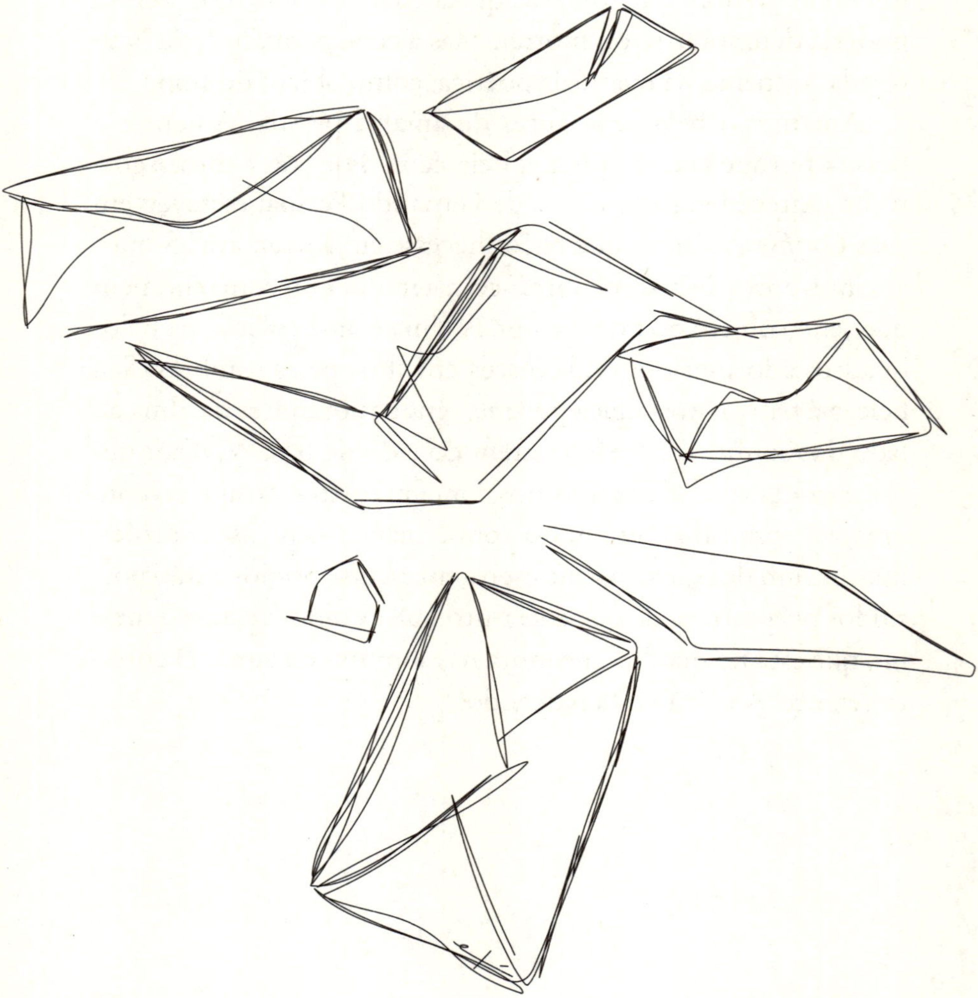

# O CIÚME

Ela tinha a beleza tranquila da maturidade. Alguns fios de cabelo branco davam ao seu rosto um encanto especial. Bastava vê-la para adivinhar como teria sido quando jovem. Ah! Com certeza provocara muitos suspiros de amor. De hábitos domésticos e simples, um dos seus prazeres era assentar-se numa poltrona e entrar na bolha que a leitura cria. Quem lê está num outro mundo, muito distante.

O marido a observava de longe. Olhos que observam são aqueles que olham quando o outro não está olhando. Olhos que observam são olhos de felino que seguem a presa. Seu olhar era o de um apaixonado que desconfia, olhar de ciúme. Os olhos do ciumento vigiam. Vigiam gestos, movimentos, horas, sorrisos. Vigiam porque as modulações silenciosas e distraídas no rosto da pessoa amada podem conter revelações sobre aquilo que ela está pensando. O ciumento suspeita de que o ser amado lhe esconde alguma coisa. Olha na esperança de ver o escondido, de entrar no segredo do outro. O ciumento detesta os pensamentos. Por mais que os vigie, eles estão além da sua vigilância.

Há aquela modinha de Carlos Gomes, "Quem sabe?". É o monólogo de um apaixonado. Ele sofre. Sofre porque a amada está longe e ele não sabe em que ela está pensando.

Tão longe de mim distante,
Onde irá, onde irá teu pensamento?

O seu desejo era saber se os pensamentos da amada pensavam nele. Pergunta porque não sabe e tem medo de saber o que ela estará pensando. Pergunta porque não confia. Minha amada, por favor, me diga "se inda é meu teu pensamento".

Há os ciúmes mansos, que todos sentem e só doem um pouquinho. E há os ciúmes que são um tormento e frequentemente terminam em tragédia. Todo ciúme, manso ou atormentado, gostaria de ser dono da pessoa amada, inclusive dos pensamentos dela. Ele quer conhecê-la por dentro e por fora, para certificar-se da sua posse. Nos momentos de êxtase amoroso, esse tormento se resolve e o ciumento se acalma. Mas a sua calma é efêmera. Dura o mesmo tempo do ato sexual. Termina com o orgasmo. O coito é coroação seguida de decapitação. Passado o êxtase, a dúvida volta. E, com ela, o tormento.

Ele a vigiava. Silenciosamente o felino a vigiava. Observava o seu rosto. Queria adivinhar os seus pensamentos. E a sua vigilância se exacerbava quando ela sorria ou ria. Como explicar esse sorriso se ele, o marido, não estava dentro do livro? Ela não precisava dele para ser feliz. Mergulhada no livro, o marido não existia. E isso não é o anúncio de uma infidelidade possível? Ter prazer com algo que não era ele, o seu marido... O prazer acontecia na ausência dele. A infidelidade com o livro anunciava a possibilidade de grandes infidelidades. E isso o torturava. Tortura que não o abandonava nem nos momentos de intimidade prazerosa.

Mas então algo aconteceu e o tranquilizou. A esposa teve câncer. Uma mulher cancerosa, dominada pela possibilidade da morte, é um pássaro de asas quebradas que não sonha nem poderia jamais voar. Um pássaro de asas quebradas não planeja voos proibidos. Pássaros de asas quebradas são confiáveis.

Isso o acalmou. Ele ficou doce. Até os momentos de intimidade ficaram leves, seu efêmero sentimento de posse se transformou num tranquilo sentimento de eternidade. Agora ela era sua, para sempre.

Suspeito que os crimes por ciúme não tenham o propósito primeiro de matar a pessoa amada. O seu propósito, ao contrário, é garantir que ela não seja de nenhum outro.

Mas há também um ciúme que dói de mansinho, sofrimento de todos os apaixonados.

A cena: o marido e a mulher chegam a uma festa. Muita gente conhecida e desconhecida, música, risos, olhares... Marido e mulher se separam para se socializar com outras pessoas. Numa roda o marido conversa e ri, distraído. De repente vira o rosto e vê a mulher num outro grupo. Ela está virada para o outro lado, vestido branco, costas nuas. Como é bonita! Ele a ama e pensa que outros homens já olharam para ela com olhares de admiração e desejo. Ela se tornou o centro das atenções da roda. Todos os homens se esforçam por lançar o seu charme. Ela ri. De costas para o marido, é como se, naquele momento, ele não existisse. Como aconteceu com a mulher que lia o livro. Ri por causa dos outros que a cercam, grupo do qual o marido está ausente. E ele pensa que, naquele momento, a felicidade da sua mulher acontece sem que ele participe dela. E lhe dói saber que ela pode ser feliz sem ele, ainda que num breve momento.

Sofre em silêncio, sem demonstrar. E nem fará cobranças quando voltarem para casa. Afinal de contas ele é um homem educado, que compreende os movimentos da alma.

O ciúme nasce quando se toma consciência de que a pessoa amada é livre. Ela é um pássaro pousado no ombro. Nada o prende. Pode voar quando quiser.

Alguns ciumentos, tolos, acham que casamento é gaiola, que garantirá a posse do pássaro. Mas nada garante a posse do pássaro. Nem mesmo a morte. O pássaro voa, o pássaro volta... Mas pode ser que voe e não volte...

# Parte 2
# O AMOR

# O QUE É QUE AMO QUANDO TE AMO?

"O que é que amo quando te amo?"

Sim, estou amando. Mas não sei ao certo quem. Tudo parece tão claro: amo aquela que me faz sorrir de felicidade. Mas por que a amo? Eu a amo porque ela é um pedaço de mim. Escreveu o poeta:

> Ninguém a outro ama, senão que ama O que de si há nele...
>
> Ricardo Reis,
> *Ninguém a outro ama*

Nascemos dilacerados. Santo Agostinho começa suas *Confissões* dizendo: "Inquieto está o nosso coração...". Eu diria: "Nosso coração está cheio de saudade...". Saudade é a presença de uma ausência, um vazio que dói.

Álvaro de Campos conhecia essa dor, e a expressa em *Acordar*:

> Minha dor é inútil
> Como uma gaiola numa terra onde não há aves,
> E minha dor é silenciosa e triste

Como a parte da praia onde o mar não chega.
[...]
Dá-me rosas, rosas,
E lírios também...

Mas por mais rosas e lírios que me dês,
Eu nunca acharei que a vida é bastante.
Faltar-me-á sempre qualquer coisa...

Nosso pecado original não é moral. É o vazio dolorido que mora em nós. Vivemos a vida toda à procura de algo que preencherá esse vazio e nos completará. Quando isso parece acontecer, como na experiência do apaixonado, encontramos a felicidade. Estamos completos. Mas o que é isso que encontramos, ou imaginamos encontrar, na pessoa amada?

Breuer se apaixonou por uma adolescente histérica que estava internada no seu sanatório. Nietzsche, por artes de Lou Salomé, o procurou para tratar-se das enxaquecas infernais que o mantinham por dias na cama em um quarto escuro.

Na primeira entrevista que tiveram, Breuer percebeu que aquele homem tinha algo de extraordinário. Freud, que nessa ocasião era assistente de Breuer, depois de ler alguns dos livros de Nietzsche, informou ao mentor: "De todos os que conheço, este é o homem que mais sabe sobre a alma humana".

Breuer fez então uma proposta a Nietzsche: ele poderia ficar internado na clínica gratuitamente para o acompanhamento terapêutico de suas dores de cabeça, sob uma condição – conversariam uma hora por dia.

Havia um espinho que atormentava Breuer: o seu amor absurdo por aquela adolescente histérica. Como explicar que o mais famoso médico de Viena se apaixonara por uma adolescente, sua cliente? E Nietzsche, para elucidar o mistério daquele sentimento, lhe fazia uma única pergunta: "Qual é o sentido?". A menina, conhecida na literatura como Anna O., era símbolo de quê? O que é que ela representava? Não amamos a pessoa, mas o símbolo que ela representa.

Talvez Anna O. simbolizasse a juventude; Breuer já não a tinha, era um quarentão, estava com medo da velhice e da morte. Quem sabe ele tivesse, inconscientemente, a esperança mágica de voltar a ser jovem por meio da juventude de Anna O.! Ou seria o certo ar de inocência que havia no sorriso dela?

Cassiano Ricardo escreveu um poema com o título *Você e o seu retrato*. É uma série de perguntas que ele faz à mulher amada. Lidas à primeira vista, as perguntas se parecem mais com uma negação do amor. Um apaixonado, mergulhado na sua paixão, jamais as faria. Porque o que caracteriza a paixão é a certeza absoluta da eternidade do seu sentimento.

> Por que tenho saudade
> de você, no retrato,
> ainda que o mais recente?
>
> E por que um simples retrato,
> mais que você, me comove,
> se você mesma está presente?

Olho o seu retrato e sinto saudades de você, porque nele você está ausente. Mas é inútil que eu deixe de olhar para o retrato e olhe para você, porque o retrato, aquele em que você está ausente, me comove mais que você mesma, presente.

Essas duas perguntas, que um amante jamais faria – pelo enigma que contêm –, já me fizeram pensar muitas coisas diferentes em tempos diferentes. Os poemas são sempre assim, cada leitura é uma nova interrogação. Até que percebi que esse poema não é nem sobre o amor nem sobre a amada. É sobre "o retrato". É uma meditação sobre o mistério do retrato de uma mulher. Retratos têm mistérios?

Os retratos ficaram banais. Até trocaram de nome: fotos. Todo mundo tira fotos com o celular. Elas são o resultado de um artifício técnico que permite gravar numa folha de papel uma cena da natureza ou um rosto. Nada mais. Mas serão só isso mesmo?

Roland Barthes, solteirão que vivia com a mãe, foi escarafunchar, depois que ela morreu, os álbuns de retratos à procura de uma fotografia dela. Eram muitas. Todas de sua mãe. Ele as examinava uma a uma e as punha de lado. Eram retratos de sua mãe, sim, mas não tinham aquilo que ele procurava. Uma fotografia contém um mistério que está além do visível.

Até que uma delas o fez parar. Seus olhos se encheram de lágrimas. Lá estava o retrato que procurava. O que é que ele continha de especial? Era um retrato que havia capturado a essência de sua mãe, tal como ela vivia no coração dele. Era um retrato de sua mãe menina...

O que existe de mágico numa fotografia é que ela possibilita fixar um momento efêmero de beleza que aconteceu num segundo de tempo e se foi. Os olhos nem o perceberam, tão rápido que foi...

Era uma tarde quente quando Albert Camus rabiscou esta curta observação no seu caderno de notas:

> Céu de trovoada em agosto. Aragem escaldante. Nuvens negras. No entanto, do lado do nascente, uma faixa azul, delicada, transparente. Impossível fixá-la. Sua presença é uma tortu-

ra para os olhos e para a alma. Porque a beleza é insuportável. Ela desespera-nos, eternidade de um minuto que desejaríamos prolongar pelo tempo fora.

O que ele gostaria de roubar do tempo era a beleza: uma faixa azul, delicada, transparente... Gostaríamos que ela fosse eterna. Mas a beleza escorrega no tempo que passa sem parar.

A beleza acontece quando a eternidade toca o tempo. E a câmera fotográfica tem o poder mágico de fixar esse momento. Mas a captura do momento encantado é coisa rara. Somente os fotógrafos com olhos de artista têm a capacidade de vê-lo e sorte para fixá-lo. Assim, traduzindo o poema de Cassiano Ricardo em outras palavras:

Minha amada: você, mulher que amo, está viva, move-se no tempo que tudo destrói. Mas houve alguém, um artista, um fotógrafo, capaz de capturar um momento mágico quando a eternidade tocou o seu rosto. No retrato você está eternizada na sua beleza. É assim que a desejo, para sempre... E o seu retrato, esse que amo, não é igual a você, que vive no tempo. Ele é o seu rosto no momento em que refletiu o raio de eternidade, o que a tornou infinitamente bela.

Que fragmentos de eternidade se encontram no seu retrato? Será esse ar indefinível de lembrança de um passado que já foi e que me faz sentir saudade? Ou será um sorriso de criança? Ou um sentimento de ausência? Talvez o fato de seus olhos me seguirem sempre, por onde quer que eu vá. Seus olhos me seguindo... isso é uma felicidade.

Olho e percebo que o seu retrato mais se parece com você que você mesma. Porque ele capturou a sua essência. Nele você está perfeita e bela, eternamente. Mas, para assim vê-lo, é preciso que os olhos que o contemplam sejam apaixonados por você...

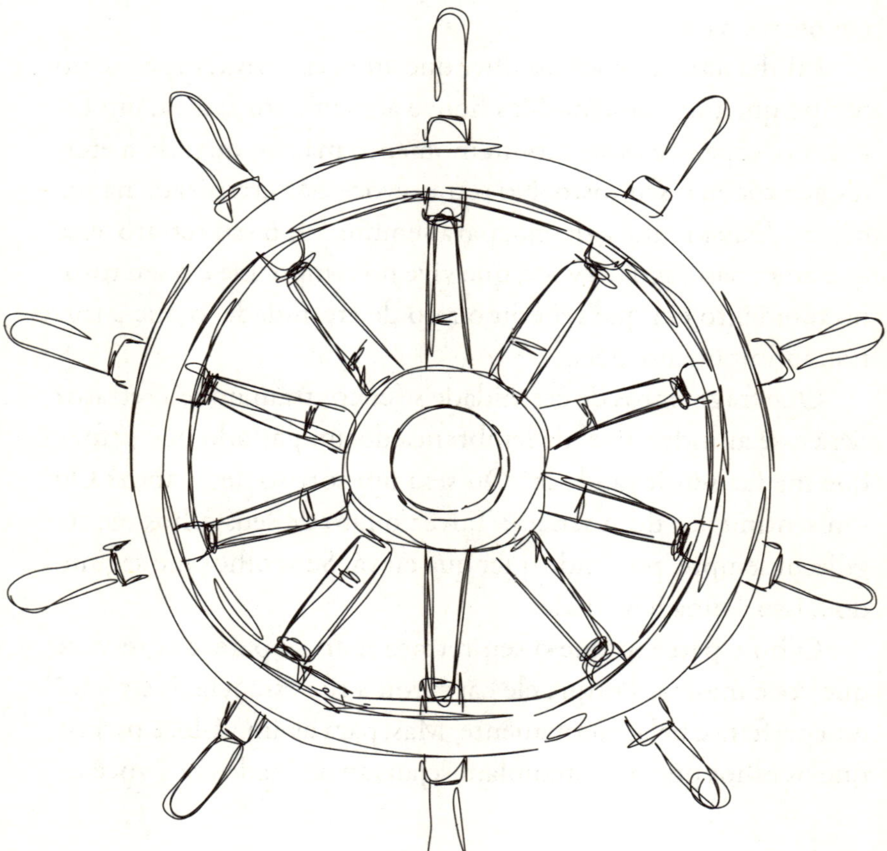

# O BARBAZUL

Vivia num país, não me recordo se próximo ou distante, um homem que todos conheciam pelo apelido Barbazul. Era um homem de rara beleza. Do seu rosto, o que mais impressionava eram os olhos, de um azul profundo, dos quais saía uma luz que envolvia sua barba numa aura azulada, razão do apelido.

Barbazul era um homem rico. Vivia num castelo. Numa das extremidades dele havia uma torre de sete patamares, trancados a sete chaves. Era uma torre misteriosa, interditada ao público, e sobre o que havia nela circulavam as estórias mais escabrosas.

Barbazul era um homem solitário. Nunca se casara. Tão bonito, tão rico, por que nunca se casara? – era a pergunta que todos faziam.

Muitas eram as mulheres, lindas, que por ele se apaixonavam. E Barbazul não se esquivava. Aceitava as sugestões contidas nos sorrisos... A princípio, era um simples namorico, os dois passeando pelos bosques. Mas sempre chegava o momento em que a jovem lhe dizia:

— Gostaria de me casar com você...

— Casamento é coisa muito séria — dizia Barbazul. — Só devem se casar pessoas que se conhecem profundamente. E só existe uma forma de as pessoas se conhecerem: é preciso que vivam juntas. Você viveria comigo, no meu castelo, mesmo sem nos casarmos? Eu no meu quarto, você no seu... Até nos conhecermos?

E assim acontecia. A jovem ia viver com Barbazul no castelo, cada um no seu quarto. Comiam juntos, passeavam, conversavam. Ele era um homem extremamente fino e delicado. Mas sempre acontecia a mesma coisa. Depois de um mês assim vivendo, Barbazul se dirigia à jovem:

— Vou fazer uma viagem de sete dias. Nesses dias, você tem permissão para visitar a Torre dos Sete Patamares. Aqui estão as sete chaves. Durante a sua visita, você deverá segurar na mão esquerda, fechada com bastante força, a chave do patamar no qual estiver. Isso é muito importante. Porque as chaves têm propriedades mágicas...

Com essas palavras, ele partia, e a jovem ficava só, com as sete chaves na mão, e a Torre dos Sete Patamares a ser visitada.

Transcorridos sete dias, Barbazul regressava e, após o abraço do reencontro, perguntava:

— Visitou a Torre dos Sete Patamares?

— Sim. Visitei todos os patamares — a jovem respondia alegremente.

— Você gostou?

— Eu os achei maravilhosos!

Barbazul insistia:

— Todos eles?

— Sim, todos eles...

— Então — concluía com um sorriso — é hora de me devolver as sete chaves, aquelas que você apertou na mão esquerda, o lado do coração. Como eu lhe disse, elas são mágicas. E vão me contar o que você sentiu...

Assentava-se então numa poltrona, fechava os olhos e segurava as chaves na mão esquerda, uma de cada vez. A magia das chaves estava nisto: elas o faziam sentir, ao segurá-las, o mesmo que a jovem havia sentido na sua visita aos sete patamares da torre.

Só de olhar para o rosto de Barbazul era possível perceber os sentimentos guardados na chave que segurava. Eram sentimentos os mais variados, todos os que existem no leque que vai da alegria à tristeza. As jovens sempre se emocionavam ao visitar os patamares da torre.

Com uma exceção. Ao segurar a sétima chave, o sorriso de Barbazul desaparecia e, no seu lugar, apareciam enfado e tédio. Era isto que a jovem havia sentido no sétimo patamar: enfado e tédio.

— Não — dizia ele à jovem. — Não poderemos nos casar. Comigo você será para sempre infeliz. O que há de mais profundo em mim para você é tédio e enfado.

E, sem outras explicações, levava a jovem à casa dos pais dela, não sem antes enchê-la dos presentes que trouxera da viagem.

E era sempre assim.

Foi então que aconteceu. Era o entardecer, o sol se punha no horizonte. O mar estava maravilhosamente azul. Barbazul caminhava na praia, como sempre fazia, pés descalços. Viu, ao longe, uma jovem que caminhava sozinha, molhando os pés na espuma do mar. Era uma cena linda, digna de uma tela de Monet: uma jovem sozinha, vestes brancas na areia branca contra o azul do céu e o azul do mar... Ela caminhava na direção dele, distraída. Parecia não vê-lo, tão absorta se encontrava. Ela se assustou quando o viu.

— Eu a assustei? — ele perguntou.

— Eu estava distraída — ela disse, desculpando-se.

— Qual é o seu nome?

— O meu nome? Stella Maris.

— Chamam-me de Barbazul, por causa da cor da minha barba...

Riram. Ela não era bonita. Mas a cena era bonita, bonitos eram os seus olhos, bonita era a sua voz... Barbazul ouviu músicas no coração. E foi assim que caminharam juntos, de pés descalços, ao sol poente – caminhadas que vieram a se repetir a cada novo dia. Até que, numa delas, Barbazul falou o que nunca falara:

— Você não quer morar comigo no meu castelo?

— Você está pedindo que eu me case com você? — ela perguntou.

— Não. Estou pedindo que você venha morar comigo. Depois de morar comigo, quem sabe descobriremos que as nossas solidões podem caminhar juntas pela vida...

E, assim, Stella Maris foi morar no castelo do Barbazul. E aconteceu exatamente como acontecera com todas as outras: passado um tempo, ele anunciou uma viagem de sete dias e lhe deu as sete chaves, com a mesma recomendação. E partiu.

No primeiro dia, Stella Maris tomou a primeira chave, abriu a porta do primeiro patamar e segurou firmemente a chave na mão esquerda. Era um enorme salão de festas, cheio de gente. A orquestra tocava valsas alegres, e as pessoas dançavam e riam. Parecia que todos estavam leves e felizes. Ela também dançou e se sentiu leve e feliz.

No segundo dia, Stella Maris tomou a segunda chave, abriu a porta do segundo patamar e segurou firmemente a chave na mão esquerda. Era um salão de banquetes, onde se serviam as mais deliciosas comidas e se bebiam os vinhos mais caros. Muitos eram os comensais, mas não tantos quantos havia no salão de festas. Ela se juntou a eles, assentou-se, comeu, bebeu e se alegrou.

No terceiro dia, Stella Maris tomou a terceira chave, abriu a porta do terceiro patamar e segurou firmemente a chave na mão esquerda. Era um parque cheio de crianças, que brincavam dos mais variados brinquedos: balanço, gangorra, pipa, pião, cabo de guerra, pau de sebo, perna de pau, pula-corda, amarelinha, bolinha de gude, boneca, casinha, cabra-cega, escorregador, pula-sela... Todas riam. Todas estavam felizes. Ela se sentiu como criança e se juntou a elas, a brincar.

No quarto dia, Stella Maris tomou a quarta chave, abriu a porta do quarto patamar e segurou firmemente a chave na mão esquerda. Era uma biblioteca com prateleiras cheias de livros. Havia livros de todos os tipos: ciência, história, literatura, poesia, filosofia, humor, mistério, crime, ficção científica, arte, culinária, sexo, religião... O rosto daqueles que, assentados às mesas, liam, revelava as emoções que os livros continham: concentração, excitação, curiosidade, alegria, tristeza, riso... Ela escolheu um livro de arte, pinturas de Monet. Vendo as ninfeias de Monet, ela se sentiu leve e diáfana e desejou ver uma ninfeia num lago...

No quinto dia, Stella Maris tomou a quinta chave, abriu a porta do quinto patamar e segurou firmemente a chave na mão esquerda. Era uma catedral gótica. A luz do sol se filtrava através dos vitrais coloridos, e no silêncio do espaço vazio se ouvia o "Réquiem", de Fauré. Não eram muitas as pessoas que ali estavam. Havia rostos de súplica, rostos de sofrimento, rostos de paz. Ela foi envolvida pelo silêncio, pelas cores dos vitrais, pela música... E a sua alma orou, chorou, agradeceu e sentiu paz.

No sexto dia, Stella Maris tomou a sexta chave, abriu a porta do sexto patamar e segurou firmemente a chave na mão esquerda. Era um jardim japonês. Ouvia-se o barulho da água que caía na fonte, onde nadavam carpas coloridas em meio às ninfeias.

As cerejeiras estavam floridas. Poucas, muito poucas eram as pessoas que andavam pelo jardim. Ela se assentou sob uma cerejeira florida e o seu pensamento parou. Não era necessário pensar. A beleza era tanta que ocupava todo o lugar onde moram os pensamentos. O paraíso deve ser assim...

No sétimo dia, Stella Maris tomou a sétima chave, abriu a porta do sétimo patamar e segurou firmemente a chave na mão esquerda. Era uma ampla sala vazia, na penumbra. Ninguém, somente ela. O silêncio era absoluto. A solidão era absoluta. Dois móveis apenas, duas cadeiras. A que se encontrava no centro da sala era iluminada pela luz das velas de um candelabro que pendia do teto. Ela se assentou na cadeira que estava num canto, nas sombras. Foi então que um homem entrou por uma porta nos fundos. Vinha abraçado com um violoncelo. Sem dizer uma única palavra, ele se assentou, arrumou o violoncelo entre as pernas, tomou o arco, concentrou-se e pôs-se a tocar. A melodia, em meio ao silêncio absoluto, sem nenhum ruído ou fala que a profanasse, era de tal pureza e pungência que lágrimas começaram a escorrer pelo rosto de Stella Maris. Sentiu que o seu corpo estava possuído pela beleza. Era como se ele fosse o instrumento de onde saía a música. Sim, ela já a ouvira: a *Suíte nº 1 em sol maior para violoncelo*, de Bach. Terminada a execução, o artista se levantou e se retirou sem nada dizer. Stella Maris permaneceu sentada, em silêncio – não queria que aquele momento terminasse. Queria que ele se prolongasse, para sempre...

— Então — disse Barbazul sorridente —, visitou a Torre dos Sete Patamares?

— Visitei — respondeu Stella Maris, entregando-lhe as chaves.

Barbazul pediu para ficar sozinho e, reclinando-se com os olhos fechados, foi apertando as chaves, sucessivamente, com a mão esquerda, a mão do coração. No seu rosto se estampavam as emoções que Stella Maris havia sentido em cada um dos patamares: leveza, alegria, riso, beleza, tristeza – até chegar ao último patamar, aquele cuja chave revelara o tédio e o enfado que as outras mulheres haviam sentido. O que é que Stella Maris teria sentido?

De repente, sentiu lágrimas lhe rolarem pelo rosto, as mesmas lágrimas que haviam rolado pelo rosto de Stella Maris. Era como se o seu corpo estivesse possuído pela beleza e fosse o instrumento do qual a música saía...

Barbazul sorriu. Permaneceu sentado, em silêncio, não queria que aquele momento terminasse. Queria que ele se prolongasse, para sempre...

— Stella Maris, você quer se casar comigo? — ele perguntou.

— Casar? Mas eu pensei que...

— Sim, casar. Você compreendeu o que é a Torre dos Sete Patamares? É a minha alma. Cada patamar é um pedaço de mim. Lá se encontram os prazeres e alegrias humanos. Homens, mulheres e crianças se reúnem para compartilhar esses prazeres e alegrias. Mas, ao final da torre, há um lugar de solidão absoluta onde só entra uma pessoa de cada vez, com a minha permissão. Aquele lugar é o fundo do meu coração. Quem não amar aquele lugar jamais me amará. Poderá até ser uma companheira de danças, de jantares, de discussões literárias, de brinquedos... Muitas podem ser boas companheiras. Mas, para me amar, é preciso amar a minha solidão. E aquela música é a forma sonora da minha solidão. Você a achou bela. Você permitiu que ela possuísse o seu corpo. E, por isso, eu a amo... Nossas solidões são amigas... Você quer se casar comigo?

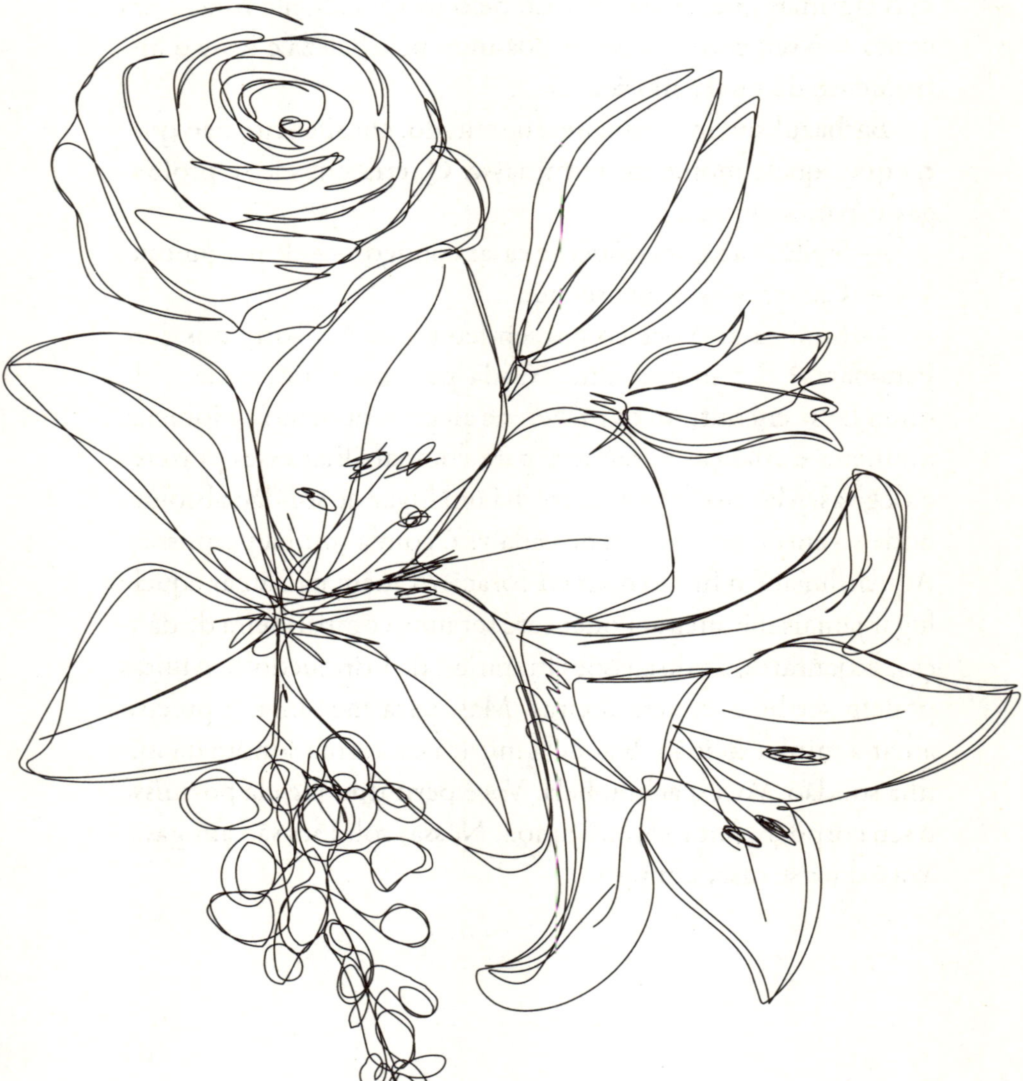

# AMOR E POESIA

Ela era uma mocinha. Trabalhava no restaurante da tia. Já era noite e ela estava atrasada. A tia estava preocupada, porque suspeitava que ela estivesse com um certo moço que frequentava o restaurante, mesmo quando não estava nem comendo nem bebendo. Onde estariam? Fazendo o quê?

Eles estavam na praia deserta sob o céu estrelado. Tudo era silêncio, a luz da lua refletida no mar, a voz distante das pessoas, o murmúrio das ondas mansas que lhes molhavam os pés. Distantes um do outro, não se tocavam. Apenas se olhavam. Ele tinha na mão um livro de poemas de amor de Pablo Neruda. Abriu o livro e começou a ler. Ela parou e não se mexeu até que a leitura terminasse.

Já era tarde quando ela chegou. O restaurante estava vazio. Entrou como se estivesse em transe, andava como um sonâmbulo, sem se dar conta da presença da tia.

— Onde você esteve? — a tia lhe perguntou com severidade.

— Na praia — ela respondeu sem acordar do transe.

A tia se alvoroçou. Praia, lugar solitário, com um moço... E agora esse jeito sonambúlico, nunca visto. Coisa muito grave deveria ter acontecido. E a imaginação da tia começou a ver cenas de nudez e amor carnal na areia, sob a luz do luar.

— O que foi que ele lhe fez? — ela perguntou.

— Ele leu um poema — a moça respondeu.

Aliviada de suas fantasias carnais, a tia se deu conta de que uma coisa muito mais grave acontecera. E com um profundo suspiro falou:

— Leu-lhe um poema... Então você está perdida...

A tia conhecia os segredos do amor. O amor começa com a poesia. O corpo é um instrumento. A poesia é a música.

* * *

Florentino Ariza perdeu o emprego de escriturário na companhia de navegação. Seu coração fora dilacerado pelo casamento de sua amada, Fermina Daza, com o doutor Urbino, o que interferiu no seu estilo literário: as cartas, que deveria escrever dentro das frias formalidades do estilo comercial, passaram a ser infectadas pela sua paixão – pareciam poemas. Foi advertido, mas não adiantou. O remédio foi despedi-lo.

Sem emprego, teve de procurar um jeito alternativo de ganhar a vida. E, vagabundeando pela praça central da cidade, notou que jovens advogados ali montavam seus negócios. Tinham mesas em que escreviam petições e requerimentos para quem delas necessitasse. E assim ganhavam um dinheirinho. Florentino teve então uma ideia brilhante: cartas de amor! Ele escreveria cartas de amor! Tanta gente queria escrever cartas de amor e não sabia!

O negócio prosperou. E era fácil. Quando um homem queria escrever uma carta para uma mulher, Florentino imaginava que estava escrevendo uma carta para Fermina. E, quando era uma mulher que desejava escrever uma carta para um homem, ele imaginava a carta que gostaria de receber da amada.

Um jovem procurou os seus serviços. Florentino escreveu-lhe uma carta com a paixão que sentia por Fermina. Uma semana depois, foi uma jovem. Ela recebera uma carta tão bonita que não sabia como respondê-la. Ato contínuo, passou a dita carta para as mãos de Florentino, era a que ele mesmo havia escrito uma semana antes. A partir desse momento, ele se envolveu numa furiosa correspondência apaixonada consigo mesmo, ora no papel de Florentino, ora no papel de Fermina.

Os dois jovens se apaixonaram e ao final se casaram. Apaixonaram-se pelo quê? Apaixonaram-se pelas cartas...

* * *

Um sultão, descobrindo-se traído pela esposa a quem amava perdidamente, toma uma decisão cruel. Não pode viver sem o amor de uma mulher, mas também não pode suportar a possibilidade da traição. Resolve, então, que vai se casar com as moças mais belas dos seus domínios, mas depois da primeira noite de amor vai mandar decapitá-las. Assim o amor se renovaria, a cada noite, em todo o seu vigor de fogo impetuoso, sem nenhum sopro de infidelidade que pudesse apagá-lo.

Espalham-se rapidamente pelo reino as notícias das coisas terríveis que aconteciam no palácio real — as jovens desapareciam logo depois da noite de núpcias. Sherazade, filha do vizir, procura então o pai e lhe anuncia sua espantosa decisão: deseja tornar-se esposa do sultão. O pai, desesperado, lhe revela o triste destino que a aguarda, pois é ele mesmo quem cuida das execuções. Mas a jovem se mantém irredutível.

A estória descreve a jovem Sherazade de forma reveladora. Quase nada diz sobre a sua beleza. Faz silêncio total sobre o seu virtuosismo erótico. Mas conta que ela lera livros de todas as espécies, que havia memorizado grande quantidade de poemas e narrativas, que decorara provérbios populares e sentenças de filósofos.

E Sherazade se casa com o sultão. Realizados os atos de amor físico que acontecem nas noites de núpcias, depois que o fogo do amor carnal se esgota o corpo do esposo, quando só resta esperar o raiar do dia para que a jovem seja sacrificada, ela começa a falar. Conta estórias. Suas palavras penetram suavemente os ouvidos do sultão, como música. O ouvido é feminino, vazio que espera e acolhe, que se permite ser penetrado. A fala é masculina, algo que cresce e penetra os vazios da alma. Segundo antiquíssima tradição, foi assim que o Deus humano foi concebido: pelo sopro poético do Verbo Divino, que penetrou os ouvidos encantados e acolhedores de uma virgem.

O corpo é um lugar maravilhoso de delícias. Mas Sherazade sabe que todo amor construído sobre as delícias do corpo tem vida breve. A chama se apaga tão logo o corpo tenha se esvaziado do seu fogo. O seu triste destino é ser decapitado pela madrugada – não é eterno, posto que é chama. E então, quando as chamas dos corpos já se apagaram, a voz de Sherazade sopra suavemente. Fala. Erotiza os vazios adormecidos do sultão. Acorda o mundo mágico da fantasia. Cada estória contém uma outra, dentro de si, infinitamente. Não há um orgasmo que ponha fim ao desejo. E ela lhe parece bela, diferente de todas as outras mulheres. Porque uma pessoa é bela não pela beleza dela, mas pela nossa que aparece refletida na voz e nos olhos dela...

O sultão, encantado pelas estórias de Sherazade, foi adiando a execução, por mil e uma noites, eternamente e um dia mais. E, pela beleza das palavras de Sherazade, o sultão a amou para sempre...

* * *

Conselho de Nietzsche. Diante da possibilidade de casamento, só existe uma pergunta a ser feita: terei prazer em conversar com essa pessoa até o fim dos meus dias? Pois é com os tênues fios da conversa que se tece o amor.

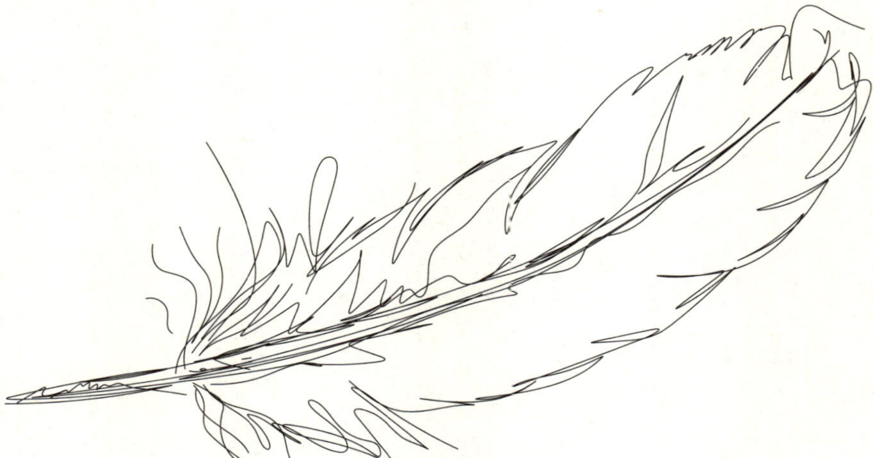

# A MENINA E O PÁSSARO ENCANTADO

Por vezes, amamos a metáfora antes de amar a pessoa. Quando Fernando Pessoa escreveu "quando te vi amei-te já muito antes", não era isso que ele estava dizendo? Antes que a tivesse visto, ele já a amava. Ele a amava numa estória escrita na sua alma. Aconteceu isso nesta estória que passo a contar: alguém amou antes, muito antes...

* * *

Era uma vez uma menina que tinha um Pássaro como melhor amigo. Era um Pássaro diferente de todos os demais: era Encantado. Os pássaros comuns, se a porta da gaiola ficar aberta, vão embora para nunca mais voltar. Mas o Pássaro da Menina voava livre e voltava quando tinha saudades. Suas penas também eram diferentes; mudavam de cor. Eram sempre pintadas pelas cores dos lugares estranhos e longínquos por onde voava.

Certa vez, voltou totalmente branco, cauda enorme de plumas fofas como o algodão...

— Menina, eu venho de montanhas frias e cobertas de neve, tudo maravilhosamente branco e puro, brilhando sob a luz da lua, nada se ouve a não ser o barulho do vento que faz estalar o gelo que cobre os galhos das árvores. Trouxe, nas minhas penas, um pouco do encanto que eu vi, como presente para você...

E assim ele começava a cantar as canções e as estórias daquele mundo que a Menina nunca vira. Até que ela adormecia e sonhava que voava nas asas do Pássaro.

Outra vez voltou vermelho como o fogo, penacho dourado na cabeça.

— Venho de uma terra queimada pela seca, terra quente e sem água, onde os grandes, os pequenos e os bichos sofrem a tristeza do sol que não se apaga. Minhas penas ficaram como aquele sol, e trago as canções tristes daqueles que gostariam de ouvir o barulho das cachoeiras e ver a beleza dos campos verdes.

E de novo começavam as estórias.

A Menina amava aquele Pássaro e podia ouvi-lo sem parar, dia após dia. E o Pássaro amava a Menina, por isso voltava sempre. Mas chegava sempre uma hora de tristeza.

— Tenho de ir — ele dizia.

— Por favor, não vá. Fico tão triste. Terei saudades. E vou chorar...

E a Menina fazia beicinho...

— Eu também terei saudades — dizia o Pássaro. — Eu também vou chorar. Mas vou lhe contar um segredo: as plantas precisam de água, nós precisamos de ar, os peixes precisam dos rios... E o meu encanto precisa de saudade. É aquela tristeza, na espera da volta, que faz com que minhas penas fiquem bonitas. Se eu não for, não haverá saudade. Eu deixarei de ser um Pássaro Encantado. E você deixará de me amar.

Assim, ele partiu. A Menina, sozinha, chorava de tristeza à noite, imaginando se o Pássaro voltaria. E foi numa dessas noites que ela teve uma ideia malvada:

*Se eu o prender numa gaiola, ele nunca mais partirá. Será meu para sempre. Não mais terei saudades. E ficarei feliz.*

Com esses pensamentos, comprou uma gaiola de prata, própria para um pássaro que se ama muito. E ficou à espera. Finalmente ele chegou, maravilhoso com suas novas cores. Cansado da viagem, adormeceu. Foi então que a Menina, cuidadosamente, para que ele não acordasse, o prendeu na gaiola. E adormeceu feliz. Foi acordar de madrugada, com o gemido do Pássaro:

— Ai, Menina... Que é que você fez? Quebrou-se o encanto. Minhas penas ficarão feias e eu me esquecerei das estórias... E, sem saudade, o amor irá embora...

A Menina não acreditou. Pensou que ele acabaria por se acostumar. Mas não foi isso que aconteceu. O tempo foi passando e o Pássaro foi ficando diferente. Caíram as plumas e o penacho. Os vermelhos, os verdes, os azuis das penas transformaram-se num cinzento triste. E veio o silêncio. Ele deixou de cantar.

Também a Menina se entristeceu. Não era aquele o Pássaro que ela amava. E de noite chorava, pensando no que havia feito ao seu amigo.

Até que não mais aguentou. Abriu a porta da gaiola e disse:

— Pode ir, Pássaro. Volte quando quiser...

— Obrigado, Menina... É, eu tenho de partir para que a saudade chegue e eu tenha vontade de voltar. Longe, na saudade, muitas coisas boas começam a crescer dentro da gente. Sempre que você sentir saudades, eu ficarei mais bonito. E, sempre que eu sentir saudades, você ficará mais bonita. E você se enfeitará para me esperar...

E partiu. Voou que voou para lugares distantes. A Menina contava os dias, e a cada dia que passava a saudade crescia.

*Que bom,* ela pensava. *Meu pássaro está ficando encantado de novo...* E ia ao guarda-roupa escolher os vestidos, penteava os cabelos e colocava uma flor na jarra... *Nunca se sabe. Pode ser que ele volte hoje...*

Sem que ela se apercebesse, o mundo inteiro foi ficando encantado, como o Pássaro. Porque em algum lugar ele deveria estar voando. De algum lugar ele haveria de voltar.

E era assim que ela a cada noite ia para a cama, triste de saudade, mas feliz com o pensamento: *quem sabe ele voltará amanhã...*

# Parte 3

# A PASSAGEM DO TEMPO

# O TEMPO DA DELICADEZA

"Tudo tem o seu tempo determinado, e há tempo para todo propósito debaixo do céu", diz o texto sagrado. O amor também tem os seus tempos, e ele muda como mudam as estações.

Nos países frios, a primavera é o tempo da pressa. Os bulbos, que por meses haviam hibernado sob o gelo, repentinamente despertam do seu sono, rompem da noite para o dia a camada de neve que os cobria e exibem, sem o menor pudor, os seus órgãos sexuais coloridos e perfumados, suas flores.

"Que lindas...", dizemos. Ignoramos que aquela é uma beleza apressada. A primavera é curta. Outro inverno virá. É preciso espalhar o sêmen com urgência, para garantir a continuidade da vida. Por isso se exibem assim, em sua nudez colorida e perfumada, para atrair os parceiros do amor.

Se as plantas pensassem, teriam os mesmos pensamentos que têm os jovens quando neles desperta o sexo em todo o seu furor de realizar-se. É só isto que importa: o coito. Passado o êxtase, vai-se o interesse, fuma-se um cigarro, vira-se para o outro lado...

O verão é o tempo em que a fúria reprodutiva já se esgotou. Tempo maduro, tempo do trabalho, dos filhos, das rotinas domésticas. Os mesmos olhos que se excitavam ao contemplar o corpo nu da pessoa amada já não se excitam. Já não sorriem nem têm palavras poéticas a dizer sobre ele. Há uma rotina sexual a ser cumprida. Vai-se o encantamento, os olhos e as mãos se cansam da mesmice e começam a procurar outros corpos, e vem a saudade da juventude que já passou. Cumprido o ato, vem o silêncio.

O outono é a estação de uma nova descoberta. Não há urgência. Nenhuma obrigação. A natureza está tranquila. Na adolescência qualquer mulher servia, porque o sexo era comandado pelas pressões vulcânicas dos hormônios e pelos genitais. Agora o que excita é o rosto da pessoa amada. O sexo deixa de ser movido pela bioquímica que circula no sangue e passa a ser movido pela beleza. O amor se torna uma experiência estética. E o que os amantes outonais mais desejam não são os fogos de artifício do orgasmo, mas aquela voz que diz: "como é bom que você exista...".

O outono é o tempo da tranquilidade. É bom estar juntos, de mãos dadas, sem fazer nada. É bom acariciar o cabelo da amada... Esta é a grande queixa das mulheres: que para os homens a intimidade é sempre preparatória de uma transa. Talvez porque se sintam obrigados a provar que ainda são homens. O que as mulheres desejam não é prazer, é felicidade. O outono é o tempo do amor feliz.

O Chico escreveu sobre esse tempo e lhe deu o nome de "tempo da delicadeza", na canção "Todo o sentimento". "Preciso não dormir até se consumar o tempo da gente..." Sim, preciso não dormir, preciso não morrer, porque há muito amor ainda não realizado. Vem-lhe então a memória do amor que, por descuido, não se realizou, e vai em busca da sua recuperação: "Pretendo descobrir no último momento um tempo que refaz o que desfez...".

Esse verso me comove de maneira especial. Pensando no meu desajeito, na minha desatenção, vou me lembrando das coisas que derrubei, das palavras que não ouvi, das flores que pisei. E dá uma vontade de fazer o tempo voltar para poder refazer o que foi desfeito, para recolher todo o sentimento e colocá-lo no corpo outra vez...

Aí ele vai mansamente dizendo as palavras que o amor deve saber dizer, palavras que só existem no "tempo da delicadeza". "Prometo te querer até o amor cair doente, doente..." Por isso, por causa desse tempo misterioso, é preciso amar cuidadosamente com o olhar, com os ouvidos, com a mão que tateia para não ferir... Enquanto há tempo.

* * *

Lembrei-me do amor de Florentino Ariza por Fermina Daza, de *O amor nos tempos do cólera*. Tiveram de esperar cinquenta e três anos e passaram o resto da vida navegando no rio da delicadeza...

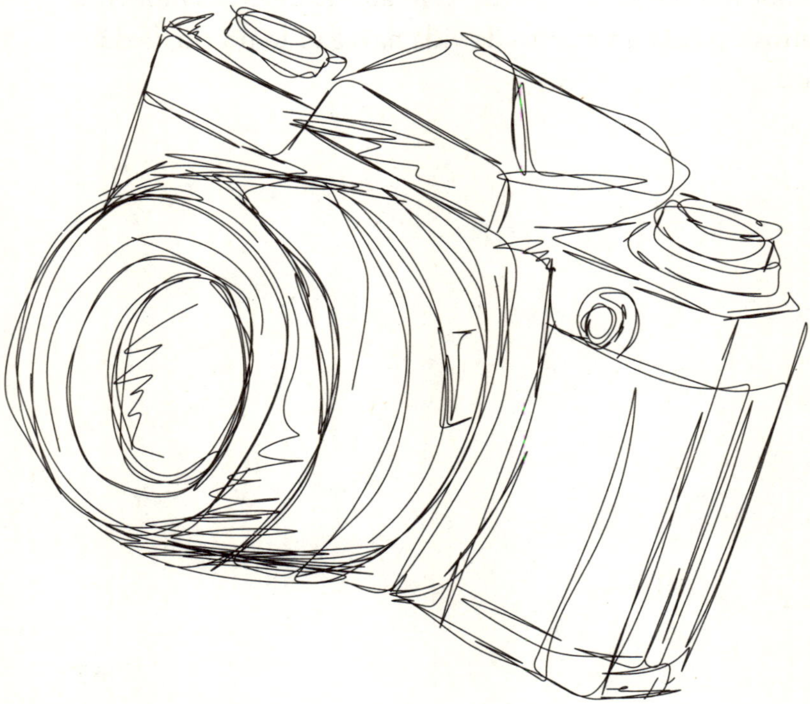

# O LOBO E O FALCÃO

"Ele, guerreiro, cavalgava um cavalo negro. Seus olhos eram tranquilos, seu rosto triste, seus cabelos dourados como a luz do sol, e sua voz só se ouvia depois de longos silêncios.

Ela, diáfana como a lua, cabelos loiros e voz mansa como a luz das estrelas.

Eles muito se amavam.

Mas havia naquela terra um feiticeiro das trevas. Ele se apaixonou pela moça-lua. Quis tê-la para si. Mas ela amava o guerreiro e repeliu os gestos do feiticeiro. Este, enfurecido, lançou sobre os amantes um feitiço: estariam condenados, pelo resto dos seus dias, a nunca se tocarem. A mulher seria como a lua. Só apareceria à noite, depois de o sol se pôr. Durante o dia, ela seria um falcão branco. E seu amado seria como o sol: só apareceria durante o dia. Durante a noite, ele seria um lobo negro.

E assim aconteceu. Durante o dia, o guerreiro cavalgava em seu cavalo, levando no ombro sua amada, o falcão branco. Durante a noite o falcão voltava a ser mulher e ficava ao lado do seu amado, o lobo negro.

Mas havia um breve momento encantado, quando eles quase se tocavam. Ao pôr do sol, quando a luz do dia se misturava com o escuro da noite, o falcão voltava a ser mulher e o guerreiro se transformava em lobo. Ao nascer do sol, quando o escuro da noite se misturava com a luz do dia, o lobo voltava a ser guerreiro e a mulher se transformava em falcão. Nesse brevíssimo momento, os dois apareciam um para o outro como sempre haviam sido... Suas mãos se estendiam, uma querendo tocar a outra, mas o toque era impossível, porque, antes que suas mãos se tocassem, a metamorfose acontecia.

O guerreiro amava o falcão. Sabia que dentro do falcão vivia sua amada, encantada. Ele acariciava suas penas – mas um falcão não é uma mulher. Ele o carregava movido pela esperança de que, um dia, o feitiço fosse quebrado.

A mulher amava o lobo. Sabia que dentro do lobo vivia, encantado, o guerreiro de olhos profundos que ela amava. Ela acariciava seu pelo negro – mas um lobo não é um homem. Ela o acariciava movida pela esperança de que, um dia, o feitiço fosse quebrado.

Mas o amor é mais forte que os feitiços maus. E aconteceu que, um dia, depois de uma luta horrenda, o feiticeiro foi morto e o feitiço foi quebrado. O guerreiro voltou a ser o guerreiro que sempre fora, e a mulher voltou a ser a mulher que sempre fora. E as suas mãos puderam se tocar e tudo foi alegria e eles se casaram e viveram felizes para sempre..."

Assim termina a estória tal como me foi contada, com um final feliz. Mas eu, que também sou feiticeiro, imaginei outro final para essa mesma estória. E é esse outro fim que passo a contar.

O guerreiro, não podendo suportar a tristeza da sua condição, resolveu procurar um feiticeiro bom que tivesse poder maior que o feiticeiro mau. Ele se chamava Merlin. O guerreiro foi à morada-caverna dele, no alto de uma montanha, levando ao ombro o falcão. Lá chegando, contou-lhe a sua desgraça e formulou o seu pedido: queria que ele e a amada deixassem de ser lobo e falcão e voltassem a ser homem e mulher, para que pudessem se amar.

Merlin fez um grande silêncio e lhe disse:

— Não posso atender o seu pedido, porque isso seria a sua perdição, o fim do seu amor. A magia nada cria. A magia só tem o poder de trazer das profundezas aquilo que lá existe. Você, no fundo da sua alma, é um lobo selvagem. A sua amada, no fundo da alma dela, é um falcão selvagem. Ela o ama porque vê, no fundo dos seus olhos mansos, um lobo que anda sem medo por florestas escuras. E você a ama porque vê, no fundo dos olhos mansos dela, um falcão que voa sem medo nas alturas. Se eu, por um feitiço, destruir o selvagem que há em você e o selvagem que há nela, não mais haverá mistérios dentro dos seus olhos. Vocês se transformarão em animais domésticos: um cão que abana o rabo para ganhar um osso, uma pata que rebola sem poder voar. Domesticados, se transformarão em seres banais. Você não terá estórias das matas escuras para lhe contar nem ela terá estórias de voos pelos picos gelados das montanhas para contar a você. E o seu amor se transformará num tédio interminável.

O guerreiro chorou.

— Então nosso amor está condenado?

— Não — disse Merlin. — Há esperança, mas não do jeito como vocês querem. Não vou desfazer o feitiço, vou rearranjá-lo. Quando os primeiros raios de sol iluminarem o horizonte, você se transformará em lobo e ela se transformará em falcão. Você irá para o mistério das matas, e ela para os mistérios dos céus. Vocês serão selvagens ao mesmo tempo, cada um no seu mundo. Quando o sol se puser e a primeira estrela aparecer, você voltará a ser o guerreiro-sol, e ela voltará a ser a mulher-lua. Aí então vocês se encontrarão...

Ditas essas palavras, Merlin ficou em silêncio. Acendeu a fogueira na sua caverna, porque estava ficando frio. O sol estava se pondo. A noite se aproximava. Aceso o fogo, ele pronunciou palavras de bruxedo e despediu-se do guerreiro com o seu falcão.

O guerreiro, falcão no ombro, começou a longa descida da montanha para a planície. Seu rosto estava iluminado pelos últimos raios do sol que se punha. E foi então que, no meio do céu, viu a primeira estrela que aparecia...

# O AMOR DA VELHICE

O amor dos dois surgira no tempo em que ele é mais puro: a adolescência. Riam, passeavam pela praça, comiam pipoca e faziam planos para quando se casassem.

Naquele tempo, antes dos progressos da ciência, grassava uma praga mortífera chamada tuberculose, que atacava os pulmões. Para ela não havia remédio a não ser comida, repouso e ar puro. De resto, era o próprio corpo que tinha de se curar. Pois ela, a tuberculose, invejosa da felicidade dos dois jovens, alojou-se nos pulmões do moço. Ele teve de deixar a cidade e a namorada em busca de ar puro, no alto das montanhas, num sanatório, tal como Thomas Mann descreveu no livro *A montanha mágica*.

Quem ia para tais lugares de cura se despedia com um "adeus" e um olhar de "nunca mais". Na melhor das hipóteses, muitos anos haveriam de passar.

Anos se passaram, o tempo se arrastava, a espera se alongou. E, quando a espera é muito longa, os sentimentos se enfraquecem. Os pais, preocupados com o futuro incerto da filha e movidos pela prudência, convenceram-na a levar a vida, a parar de esperar.

E aconteceu com a jovem o que aconteceu com Fermina Daza, que de longe e às escondidas namorava Florentino Ariza, na estória de Gabriel García Márquez *O amor nos tempos do cólera*. Fermina foi obrigada pelos pais a trocar o modesto escriturário Florentino, que ela amava, pelo sólido doutor Urbino, portador de futuros, que ela não amava.

A mocinha prudente se casou. O namorado doente se casou. E por mais de cinquenta anos não se viram. Quando ele tinha 76 anos, ficou viúvo. Quando ela tinha 76, e ele 79, ela ficou viúva. E ficou sabendo que ele, o amor da sua juventude, estava vivo. A curiosidade e a saudade foram fortes demais. Ela não resistiu. Foi à sua procura. Encontraram-se. E, de repente, eram de novo namorados adolescentes apaixonados. Resolveram se casar. Os filhos protestaram. Os filhos, todos eles, não suportam a ideia de que os velhos também amem. Especialmente se forem seus pais...

Mas os dois velhos, já no fim da vida, sabendo que o tempo de amor que lhes restava era curto, não deram ouvidos aos filhos; casaram-se e mudaram-se para uma cidade do interior.

Viveram um ano de amor intenso, que provocou metamorfoses: ele se descobriu poeta, começou a escrever poesia. Além disso, tirou seu violino de cima do guarda-roupa, onde ficara por muitos anos, porque a sua primeira mulher não gostava da música do instrumento, e passou a fazer parte da orquestra da cidade. Confessou a um sobrinho:

— Se Deus me der dois anos com esta mulher, minha vida terá valido a pena...

Bem que Deus se esforçou. Mas o corpo já estava cansado. Morreu de amor, como temia o Vinícius. Achei essa história tão comovente que a transformei num texto.

Passaram-se semanas da sua publicação. Eram dez horas da noite. Eu trabalhava no meu escritório. O telefone tocou. Voz aveludada de mulher do outro lado.

— É o professor Rubem Alves?

— Sim — respondi.

— Quero agradecer a belíssima crônica que o senhor escreveu, com o título "E os velhos se apaixonarão de novo...". O senhor já deve ter adivinhado quem está falando...

— Não, não adivinhei — respondi. Aí ela se revelou:

— Sou a viúva.

Foi o início de uma deliciosa conversa de mais de quarenta minutos, interurbano, em que ela contou detalhes que eu desconhecia. O medo que ela teve quando ele resolveu mandar consertar o violino! Ela temia que os dedos dele já estivessem duros demais...

Ah! Que metáfora fascinante para um psicanalista sensível. Sim, sim! Nem os violinos ficam velhos demais nem os dedos ficam impotentes para produzir música! E aí foi contando, contando, revivendo, sorrindo, chorando – tanta alegria, tanta saudade, uma eternidade inteira num grão de areia... Ao terminar, ela fez esta confissão comovente:

— Pois é, professor. Na idade da gente, a gente não mexe muito com as coisas do sexo. Nós vivíamos de ternura!

O que me fez lembrar da observação de Kundera sobre a necessidade de "salvar o amor da tolice da sexualidade". A sexualidade pertence à ordem da biologia, o que nos aproxima dos animais. Mas o amor pertence à ordem da poesia. Abelardo e Heloísa se amaram até a morte.

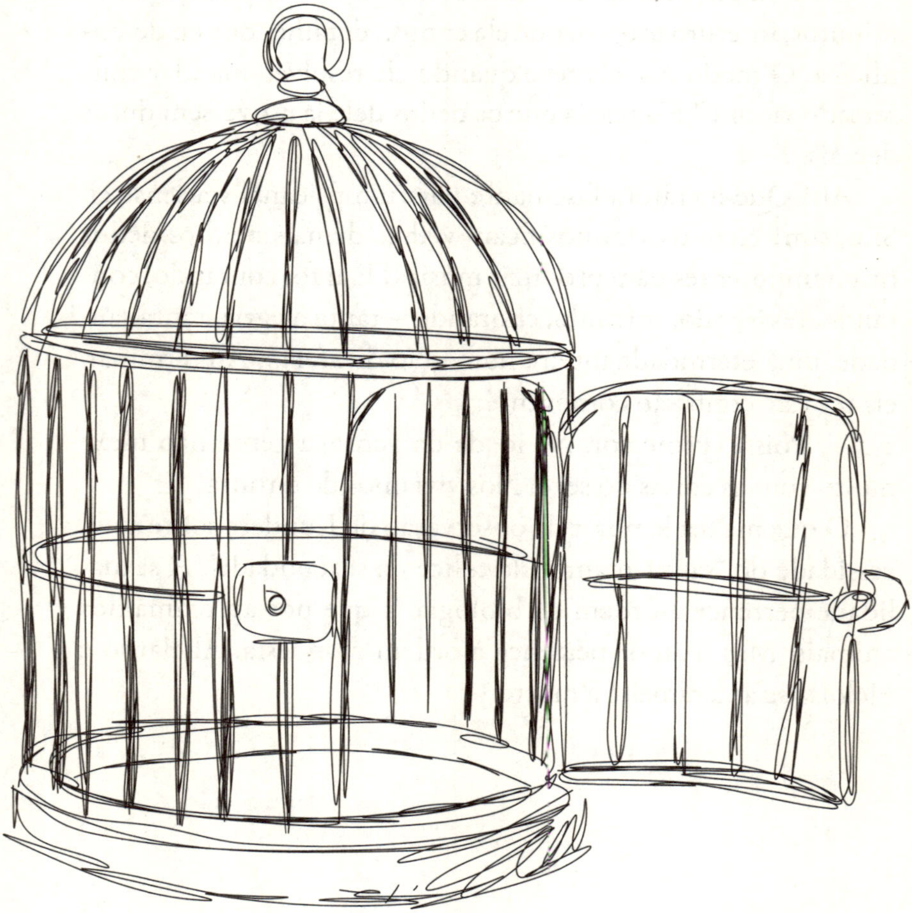

# O DESLIZAMENTO DA PAIXÃO

Sua vida afetiva seguia o ritmo das rotinas do dia a dia, sem altos e baixos, cada dia igual ao outro, uma monotonia tranquila; a paixão dos inícios havia muito já se extinguira, já não se olhavam nos olhos, já não se diziam "eu te amo". Corria a relação empurrada pela inércia.

Sua companheira era separada. Ele vivia na casa dele, ela na casa dela, e de vez em quando se encontravam, um arranjo que tem a vantagem de evitar as irritações que inevitavelmente acontecem quando os dois moram na mesma casa.

De vez em quando, ele se perguntava sobre as razões para continuarem juntos, e a única resposta que obtinha era: preguiça; separar dá muito trabalho. É preciso razões muito fortes para haver separações. Uma delas é a relação haver apodrecido, ou pelas brigas ou pela indiferença. A outra é quando um deles se apaixona por um terceiro.

Nos meus tempos de psicanalista, quando algum paciente me comunicava que iria se separar, eu fazia a pergunta:

— Por que você vai se separar? — E explicava: — Se é porque a relação está podre, vá em frente. Relação podre, não há terapia de casal que a conserte. Mas, se é porque está possuído por um surto de paixão, é melhor não se separar. Porque corre-se o risco de se separar para descobrir, depois de poucas semanas, que tudo está igual. O apaixonado não consegue desembarcar de si mesmo. Vem então o desencanto. E com ele a saudade do lar antigo. E a memória, tocada pelo desencanto, começa a fazer das suas. Ela se esquece de tudo que de ruim havia e só se lembra das coisas bonitas... E vem o desejo de voltar...

Aconteceu, entretanto, que, nos caminhos acidentais da vida, aquele homem encontrou uma mulher pela qual se apaixonou. Ficou decidido a deixar a companheira. Mas não queria magoá-la. Queria safar-se da relação sem sentimentos de culpa. Imaginou então uma mentira. Chegaria para ela e lhe diria:

— Meu bem, nossa relação não tem sido boa, especialmente para você. Tenho sido um mau companheiro. E tenho estado a observá-la, por vezes um olhar perdido... Por onde andará a sua alma? E me vem a ideia de que talvez você tenha saudades do seu marido e queira voltar... Não seria sábio a gente dar um tempo para a nossa relação?

E foi isso que ele fez. Porém, dita a mentira, foi isto que a sua mulher lhe respondeu:

— Mas como você é sensível! Como é que percebeu?

Ah, que felicidade! Ela estava mesmo planejando abandoná-lo para voltar para o marido! Podia então entregar-se à nova paixão sem sentimentos de culpa!

Isso seria o lógico. Mas não foi isso que aconteceu. Ao ouvir as palavras da companheira, ele instantaneamente se esqueceu da nova paixão e ficou dilacerado de amor pela mulher que o deixava.

Isso eu não consigo entender, que a paixão possa deslizar com tanta rapidez de um objeto para outro. Como explicar essa transformação absurda e imediata?

A única explicação que me vem é aquela de Milan Kundera, ao explicar o súbito amor que Tomas sentiu por Tereza. Ele já estivera com uma infinidade de mulheres. Todas lhe deram prazer. Nenhuma o fizera sentir amor. Nas suas fantasias, elas eram caças que ele perseguia em sua corrida pelo prazer. Mas com Tereza algo diferente aconteceu. Essa imagem, sempre igual, foi perturbada. Algo se insinuou nessa trama que a fez ser diferente de todas as demais. Ela chegara à casa dele doente, febril. Ajoelhado à sua cabeceira, "ocorrera-lhe a ideia de que ela viera para ele numa cesta sobre as águas". O seu amor por Tereza tinha a ver com essa imagem. Ele amou Tereza porque amou a criança na cesta sobre as águas.

Amamos os símbolos que vemos escritos em alguma parte do corpo da pessoa amada. O amor pertence à ordem da poesia. Por isso Nietzsche tentava decifrar o segredo do amor de Breuer por Anna O. fazendo-lhe a pergunta: "Qual é o sentido?". Qual é a imagem que mora no corpo de Anna O.? Como Tomas, Breuer devia estar apaixonado por uma imagem. Que imagem era? Rilke, pensando na pessoa amada, via as estrelas: "Não se origina em vós, estrelas, o prazer que o amante respira no rosto da amada? A compreensão profunda de sua face pura, não a tomou ele das constelações tranquilas?".

Ao contar a mentira para a sua companheira, aquele homem imaginava uma cena: ele partindo de trem para a nova amada. Sua companheira ficava sozinha na plataforma. O rosto dele era alegre. O dela era triste. Mas o que a sua companheira lhe disse inverteu a cena: ela partia de volta para o marido e lhe dava adeus, da janela do trem. Ele ficava. O seu rosto estava triste. Na sua fantasia, ele era uma criança abandonada, sozinha, na plataforma vazia da estação...

# Parte 4

# FOI UMA LINDA HISTÓRIA DE AMOR...

# A SAUDADE

Ouço a velha canção dos Beatles "Yesterday". A canção é velha, mas o sofrimento dos apaixonados desconhece o tempo. É sempre o mesmo. Quem canta é Ray Charles. Sua voz sai trêmula e rouca da fundura das suas entranhas, ora mansa, ora um grito.

> Yesterday
> All my troubles seemed so far away
> Now it looks as though they're here to stay
> Oh, I believe in yesterday
>
> Suddenly
> I'm not half the man I used to be
> There's a shadow hanging over me
> Oh, yesterday came suddenly
>
> Why she had to go I don't know
> She wouldn't say
> I said something wrong
> Now I long for yesterday

Yesterday
Love was such an easy game to play
Now I need a place to hide away
Oh, I believe in yesterday

As palavras dizem o que sinto. Ponho-me então a brincar com elas, para que saiam de dentro de minhas próprias entranhas:

Ontem meus problemas pareciam tão distantes!
Agora, parece que vieram para ficar...
Aconteceu tão de repente...
Ontem à noite ela partiu sem explicar.
Por que teve de partir eu não sei; ela não disse...
Ainda ontem era tão fácil jogar o jogo do amor.
Agora estou sozinho.
Hoje há uma sombra sobre mim.
De repente não sou metade do homem que fui.
Procuro uma sombra onde me esconder.
Ai, que bom seria voltar para ontem!
Quem sabe eu poderia dizer a palavra que, se tivesse dito ontem, ela teria me amado e ficado.
Mas ontem foi ontem e a palavra não foi dita.
Passou. Hoje vivo no tempo do vazio, o tempo da saudade.

* * *

As palavras dos Beatles me fazem lembrar das palavras do Chico, na canção "Pedaço de mim": "Oh, metade afastada de mim...". Quem fala é um homem que foi inteiro e agora está pela metade. Só uma metade ficou. Mas a que ficou não era a metade mais amada. A outra metade, a arrancada, essa era a adorada. Quem era essa metade adorada? Era a pessoa amada que partiu, deixando no seu lugar o vazio triste chamado saudade.

Tantas vezes ele repete essa palavra. Sabe que não será ouvido, porque ausências não ouvem. As ausências falam do seu silêncio. Dizem aquilo que se foi. Dói-lhe nas mãos uma mortalha, onde escreve o seu lamento. Mas seu lamento é inútil como o uivo de um cão numa noite sem lua.

Ah! Se a pessoa amada ouvisse o seu lamento, talvez ela voltasse, comovida por sua beleza e pungência...

Repica o sino vagaroso e fúnebre. Seu repicar põe um ritmo lento no espaço:

Blem! Oh, pedaço de mim...
Blem! Oh, metade de mim...
Blem! Leva para longe de mim...
Blem! Essa saudade que dói em mim...

As palavras se repetem porque a dor pulsa e lateja. Saudade: já tive a alegria de possuir o objeto que amo. Ele era meu. Mas agora se foi para longe de mim. Dentro do meu abraço está o vazio.

Que a saudade é o pior tormento
É pior do que o esquecimento
[...]
Que a saudade dói como um barco
Que aos poucos descreve um arco
E evita atracar no cais
[...]

Que a saudade é o revés de um parto
A saudade é arrumar o quarto
Do filho que já morreu

Essa é a mais dolorida das metáforas! Uma mãe arruma o quarto para o filho que chegará amanhã. A outra arruma o quarto para o filho que não chegará jamais...

Que a saudade dói latejada
É assim como uma fisgada
No membro que já perdi

E termina com um pedido ao seu pedaço adorado, a pessoa amada que se foi:

Leva os olhos meus
Que a saudade é o pior castigo
E eu não quero levar comigo
A mortalha do amor
Adeus

Dizem aqueles que passaram por essa experiência que a dor das amputações é curada pelo tempo. Mas como o tempo é vagaroso em curar...

* * *

Conta-se de um homem que era apaixonado por sua mulher. A morte, entretanto, indiferente ao amor, levou-a. Ele ficou dilacerado pela dor e dirigiu-se aos deuses, pedindo que trouxessem a sua mulher de volta da casa dos mortos. Os deuses responderam que não tinham poder sobre a morte, mas tinham poder sobre o sofrimento dele. Eles poderiam curá-lo do sofrimento.

— Como assim? — o homem perguntou.

— O seu sofrimento se deve ao fato de que você se lembra dela e sente saudades. Se nós a apagarmos de sua memória, você deixará de ter saudades e ficará feliz...

— Tudo menos isso! — ele gritou. — Porque é na dor da minha saudade que ela continua viva...

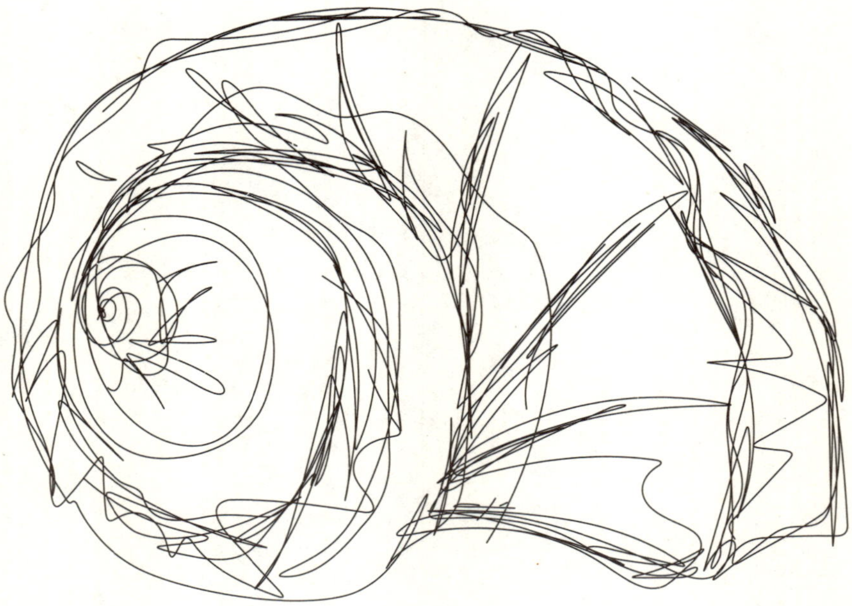

# O AFOGADO

Há uma estória que não me canso de repetir e, a cada vez que o faço, pássaros selvagens passam voando, bem alto.

Eu a li pela primeira vez num dos livros de Gabriel García Márquez. Mas isso aconteceu há muito tempo... Nem sei se a estória continua a mesma, porque estórias ficam diferentes a cada vez que são contadas. Como os poemas, elas são o mesmo que é sempre diferente... Ele me perdoará se minha memória trair a estória tal como ele a escreveu:

> É sobre uma vila,
> uma vila de pescadores,
> perdida em nenhum lugar/todo lugar,
> o enfado misturado com o ar,
> cada novo dia já nascendo velho,
> igual a todos os outros,
> as mesmas palavras vazias,
> os mesmos gestos vazios,
> as mesmas faces vazias,
> os mesmos corpos vazios,
> a excitação do amor sendo algo de que ninguém mais se lembrava...

Aconteceu que, num dia igual a todos os outros, um menino viu uma forma estranha flutuando longe no mar. E gritou anunciando o diferente. Todos correram. Num lugar como aquele, até uma forma estranha é motivo de festa. E ali ficaram, na praia, olhando, esperando. Até que o mar, sem pressa, trouxe a coisa e a deixou na areia, para desapontamento de todos.

Um homem morto.

Todos os homens mortos são parecidos, porque há apenas uma coisa a fazer com eles: enterrar. E naquela vila o costume era que as mulheres preparassem os mortos para o sepultamento. Assim, carregaram o cadáver para uma casa, as mulheres dentro, os homens fora. E o silêncio era grande enquanto o limpavam das algas e liquens, mortalhas do mar.

Mas, repentinamente, uma voz quebrou o silêncio, uma mulher:

— Se ele tivesse vivido entre nós, teria de ter curvado sempre a cabeça ao entrar em nossas casas. Ele é muito alto...

Todas as outras fizeram que sim, com discretos meneios de cabeça.

E de novo o silêncio foi profundo. Sobre um morto desconhecido, não há o que falar. Até que outra voz foi ouvida. Outra mulher:

— Fico pensando em como teria sido sua voz... Como o sussurro da brisa? Como o trovão das ondas? Será que ele conhecia a palavra secreta que, quando pronunciada, faz com que uma mulher apanhe uma flor e a coloque no cabelo?

E todas sorriram.

De novo o silêncio. E, de novo, a voz de outra mulher:

— Estas mãos... Como são grandes! Que será que fizeram? Brincaram com crianças? Navegaram mares? Travaram batalhas? Construíram casas? Será que sabiam abraçar e acariciar o corpo de uma mulher?

E todas riram, e se surpreenderam ao perceber que o enterro estava se transformando em ressurreição, um movimento em suas carnes, sonhos esquecidos que pensavam mortos retornando, cinzas virando fogo, desejos proibidos aparecendo na superfície de sua pele, o corpo vivo de novo...

Os maridos, do lado de fora, observaram o que estava acontecendo com as mulheres, e ficaram com ciúmes do afogado ao perceber que ele tinha um poder que eles não tinham mais. E pensaram nos sonhos que nunca haviam tido ("os sonhos por haver é que são o cadáver..."), os poemas que nunca haviam escrito, os mares que nunca tinham desejado ver, as mulheres que nunca haviam abraçado, nem sequer em fantasia.

A estória termina dizendo que finalmente enterraram o morto.

Mas a aldeia nunca mais foi a mesma.

* * *

Vallejo entendeu o mistério e declarou: "*y su cadáver estaba lleno de mundo...*".

Mas, segundo uma tradição desconhecida, a estória não termina aí, com a ressurreição da aldeia pelo poder das fantasias que moravam no morto. Houve aqueles que não foram encantados. E eles resolveram fazer uma pesquisa sobre a verdade do morto, para salvar a aldeia da loucura que se apossara dela. Saíram pelo mundo com armadilhas e gaiolas nas mãos e embrenharam-se no passado, a fim de descobrir a verdadeira identidade do afogado desconhecido. Como era ele? Como era a sua voz? Que fazia da vida?

Pesquisaram por muitos anos. O conhecimento exige paciência. Finalmente concluíram que haviam atingido o seu objetivo. Estavam prontos para voltar ao vilarejo, para contar a verdade sobre o afogado.

O sol acabara de se pôr quando chegaram. As primeiras estrelas já podiam ser vistas, e a lua cheia aparecia no horizonte. Os moradores da vila haviam se reunido na praia, como era o seu costume, faces iluminadas pela fogueira em torno da qual se assentavam. Contavam estórias e o universo inteiro se enchia com a ausência do morto. As crianças ouviam as palavras dos pais:

— Muito tempo atrás, quando esta aldeia estava morta, o mar nos trouxe uma dádiva, o corpo de um homem morto...

Foi então que, repentinamente, suas estórias foram interrompidas pelo barulho e pelas vozes de pessoas que se aproximavam. Elas tinham lâmpadas na mão direita e pássaros engaiolados na mão esquerda...

— Encontramos a verdade, sabemos a verdade sobre o afogado! — gritavam em triunfo.

— Por favor, contem-nos suas estórias — os moradores da vila disseram aos recém-chegados.

Todos ficaram em silêncio e sorriram quando a verdade começou a ser dita. Diz-se que, à medida que falavam, as estrelas começaram a ficar embaçadas até desaparecerem, e nuvens escuras cobriram a lua. O mar ficou silencioso e a brisa quente se transformou num vento frio.

Quando finalmente terminaram de contar a verdade sobre o morto, os moradores da vila voltaram para casa. E, por mais que se esforçassem, não conseguiram se lembrar das estórias que costumavam contar. E todos eles dormiram um sono sem sonhos. E a aldeia voltou a ser a aldeia tal como tinha sido antes que o morto silencioso a visitasse.

# "NÃO QUERO O FIM..."

Ela lhe deu o livro e disse:

— É uma estória de amor muito bonita. Mas não quero o fim para nós...

Na capa do livro estava escrito *As pontes de Madison.*

Madison era o nome de uma daquelas cidadezinhas pacatas do interior dos Estados Unidos, lugar de criadores de gado. Novidades não havia, todas as noites era a mesma coisa: os homens se reuniam nos bares para beber cerveja e falar de touros e vacas, ou jogavam boliche com a mulher, que durante o dia cuidava da casa e cozinhava. Aos domingos a família ia à igreja e cumprimentava o pastor na saída pelo bom sermão. Todos conheciam todos, todos sabiam de tudo, vida privada não havia, nem segredos, e como gado manso ninguém se atrevia a pular a cerca, porque todos ficariam sabendo.

A cidade era vazia de atrativos além do gado, a não ser algumas pontes cobertas sobre um rio às quais os moradores não atribuíam nenhuma importância. Eram cobertas como proteção contra as nevascas de inverno, que poderiam interditá-las, bloqueando o tráfego dos veículos. Só uns poucos turistas que paravam no lugar as julgavam dignas de ser fotografadas.

A família, pacata como todas as outras, era composta de marido, mulher e dois filhos. Tinham cabeça de criadores de gado, cheiro de criadores de gado, olhos de criadores de gado e sensibilidade de criadores de gado. A esposa era uma mulher bonita e discreta, de sorriso e olhos tristes. Mas o marido não a via, lotado que estava com touros e vacas.

Sua rotina de vida era igual à rotina de todas as outras mulheres. Essa era a sorte comum de todas que, em Madison, haviam se esquecido da arte de sonhar. A porta das gaiolas podia ficar aberta, mas suas asas tinham desaprendido a arte do voo.

Marido e filhos tratavam a casa como uma extensão dos currais, e havia na cozinha aquela porta de molas que batia no batente, produzindo um ruído seco como o de uma porteira, sempre que entravam. A mulher já lhes havia pedido vezes sem conta que segurassem a porta para que ela fechasse de mansinho. Mas o pai e os filhos, acostumados à música da porteira, não prestavam atenção. Com o passar do tempo, ela compreendeu que era inútil. A batida seca da porta passou a ser o sinal de que marido e filhos haviam chegado.

Aquele era um dia diferente. Havia excitação na cidade. Os homens se preparavam para levar seus animais a uma exposição de gado numa cidade próxima. As mulheres ficariam sozinhas. Na cidadezinha amiga estariam protegidas.

E assim aconteceu com ela naquele dia em que a porta não bateu...

Era uma tarde parada e calorenta. Nem uma vivalma até onde a vista alcançava. Ela, sozinha na casa.

Rompendo a mesmice de todos os dias, passou pela estrada de terra um estranho guiando um jipe. Estava perdido; enganara-se sobre as estradas, que não tinham indicações, e procurava alguém que pudesse ajudá-lo a encontrar aquilo que procurava.

Era um fotógrafo que procurava as pontes cobertas, para escrever um artigo para a revista *National Geographic.*

Vendo a mulher que da varanda o observava interrogativa – quem seria? –, ele parou defronte da casa. Surpreendido que uma mulher tão bonita estivesse sozinha naquele fim de mundo, ele se aproxima e é convidado a subir até a varanda. Que mal poderia haver nesse gesto de cortesia? Ele estava suado. Que mal haveria em tomarem juntos uma limonada gelada? Quanto tempo fazia que ela não conversava assim com um homem estranho, sozinha?

Foi então que aconteceu. E os dois disseram em silêncio: "Quando te vi amei-te já muito antes...". E assim a noite passou, com um amor manso, delicado e apaixonado, que nem ela nem ele jamais haviam experimentado.

Mas o tempo da felicidade passa rápido. A madrugada chegou. A vida real em breve entraria pela porta: filhos, marido e o barulho seco da porta. Hora da despedida, hora do "nunca mais".

Mas a paixão não aceita separações. Ela deseja a eternidade: Que seja eterno embora chama e infinito para todo o sempre... Eles tomam, então, a decisão de partir juntos. Ele a esperaria numa determinada esquina. Para ele seria fácil; solteiro, livre, nada o prendia. Difícil para ela, presa ao marido e aos filhos. E ela pensava na humilhação que sofreriam na tagarelice dos bares e da igreja.

Chovia forte. Ela e o marido se aproximam da esquina combinada, o marido sem suspeitar do sofrimento de paixão assentado ao seu lado. Sinal vermelho. O carro para. Ele a espera na esquina, a chuva lhe escorrendo pelo rosto e pelas roupas. Seus olhares se encontram. Ele, decidido, esperando. Ela, partida pela dor. A decisão ainda não está feita. Sua mão está crispada sobre a maçaneta. Bastaria um movimento da mão, não mais que cinco centímetros. A porta se abriria, ela sairia sob a chuva e iria abraçar aquele que amava. A luz verde do semáforo se acende. A porta não se abre. O carro segue rumo ao “nunca mais”...

E esse é o fim da estória no livro (e no filme) e na vida...

# A ALMA

Bastian Balthazar Bux, herói de *A história sem fim,* viajava pelo reino da Fantasia. A beleza era grande demais, e ele estava encantado. Mas a beleza é perigosa. Precisamente por ser bela. É na arena da beleza que Deus e o Diabo travam as suas batalhas.

Olhando-se para um céu cheio de estrelas igualmente brilhantes, perde-se a noção de direção. E foi o que aconteceu: a beleza era tanta que Bastian acabou por se perder. Esqueceu-se de quem era. Perdeu a própria imagem, a imagem que era o coração da sua alma. E começou então a vagar sem rumo.

Em seu vagar sem rumo, acabou por chegar a uma mina perdida numa planície gelada. Essa mina era guardada por Ior, o mineiro cego, que explicou a Bastian o segredo dela:

> Dentro dessa mina profunda e escura encontram-se guardados, sob a forma de transparências de mica, todos os sonhos da humanidade. Os seus sonhos também estão dentro dela. Se você quiser voltar a saber quem é, terá de se lembrar dos sonhos de que se esqueceu. Para isso, será preciso descer até o fundo da mina e trabalhar sem nada ver, arrancando as placas de mica e trazendo-as para fora. No claro do dia, você poderá

ver as imagens que não via no fundo escuro da mina. A maioria das imagens vai deixá-lo indiferente. Esses não são os seus sonhos. Mas, se por acaso acontecer de uma placa de mica o comover, você poderá ter a certeza de que aquela imagem é o retrato da sua alma. Aquela imagem é o seu destino.

Foi isso que Bastian sentiu ao voltar de uma de suas incursões pelas profundezas escuras da mina. Tinha uma folha transparente de mica nas mãos. Olhava fixamente para ela.

Enquanto colocava a imagem sobre a neve, Bastian sentiu muita saudade... Era um sentimento que vinha de muito longe, como uma onda do mar que ao longe parece inofensiva, mas que, à medida que vai se aproximando, se transforma numa parede de água da altura de uma casa, que arrasta tudo consigo. Bastian quase se afogou nessa onda de saudade, e teve de fazer um esforço para respirar. Seu coração lhe doía, era como se não fosse suficientemente grande para uma saudade tamanha...

Ele acabara de se encontrar com a imagem da sua alma.

* * *

Aquele rosto, na placa de mica que o poeta via pela primeira vez, ele já o havia visto antes. Foi por isso que à surpresa seguiu-se a saudade. Ele se viu diante de um passado ao mesmo tempo desconhecido e conhecido. É por isso que, por vezes, a gente sente saudade sem saber de quê. Como se do passado viesse um perfume que toma conta do corpo, mas não conseguimos ver o lugar de onde ele vem, não sabemos o seu nome. Sentimos saudade do que não sabemos.

A saudade é o sentimento que mais se aproxima da paixão. Porque a paixão é o amor quando tocado pela morte. O amor tocado pela morte se inflama pelo medo da perda. E é assim que eu distinguiria o apaixonado do amoroso: o amoroso goza o seu amor com a leveza de uma criança, enquanto o apaixonado sofre a sua paixão por vivê-la sempre iluminada pela possibilidade da perda. Esse sentimento, que surgiu tão de repente, não poderá desaparecer tão de repente quanto apareceu? Rilke estava apaixonado e deprimido quando escreveu: "Quem foi que assim nos fascinou para que tivéssemos esse olhar de despedida em tudo o que fazemos?".

Por isso o amante sente saudades da mulher amada mesmo estando ela presente. Cassiano Ricardo perguntava:

Por que tenho saudade
de você, no retrato,
ainda que o mais recente?

O que explica a razão de a visão do rosto amado ser sempre acompanhada de uma certa tristeza. A pessoa, objeto da paixão, está sempre pronta para partir. A alma, lá no fundo, é saudade...

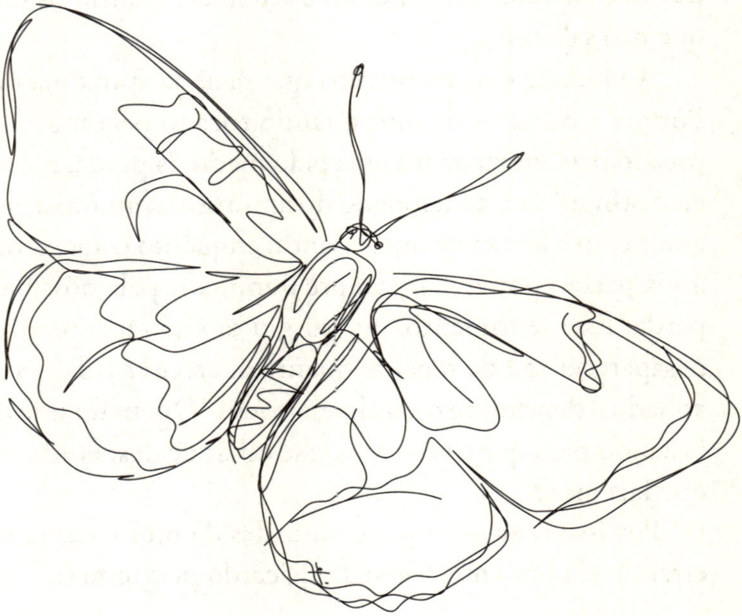

# QUE DOR DÓI MAIS?

Duas cenas. Na primeira, um homem chora a morte da mulher amada. Na segunda, outro homem chora a partida da mulher amada para um novo amor. Que dor dói mais?

Mais que a morte da pessoa amada, dói a partida dela para um novo amor.

A morte, ao levar a pessoa amada, retira-a do tempo, eterniza o amor e congela o abraço, como numa fotografia. Na fotografia tudo está imóvel, não há mudanças, não há tempo. Ali o amor está fixado para sempre. A mulher que morreu morreu amando, e a morte tornou eterno esse amor. Ela continuará amando sempre na fotografia. E esse amor estará para sempre com o homem que ficou. A pessoa amada nunca o abandonará. Ele sofre, mas a alma está amando e tranquila. A amada morreu, mas na fotografia a imagem dela está inteira. A fotografia é a presença de uma ausência.

Drummond escreveu um poema em que descreve essa ausência:

Por muito tempo achei que a ausência é falta.
E lastimava, ignorante, a falta.

Hoje não a lastimo.
Não há falta na ausência.
A ausência é um estar em mim.
E sinto-a, branca, tão pegada, aconchegada nos meus braços,
que rio e danço e invento exclamações alegres,
porque a ausência, essa ausência assimilada,
ninguém a rouba mais de mim.

Cecília Meireles fotografou com palavras a ausência de sua avó, em "Elegia":

Um jardineiro desconhecido se ocupará da simetria
desse pequeno mundo em que estás.
Suas mãos vivas caminharão acima das tuas, em descanso
[...]
Tua voz sem corpo estará comandando,
entre terra e água,
o aconchego das raízes tenras
[...]
Tudo em ti era uma ausência que se demorava:
uma despedida pronta a cumprir-se.

A imaginação sofre. Mas o seu sofrimento é belo. Não há esperança nem o suplício da espera. A ausência de esperança tranquiliza a alma.

Mas, quando não é a morte da pessoa amada, e sim a partida da pessoa amada para um novo amor, a imaginação enche a ausência de fantasmas. Sei que ela está em algum lugar... onde? Que estará fazendo, livre, esquecida de mim? Quem sabe rindo nos braços de um novo amor...

A fotografia fixou o rosto de uma mulher que me amava e não me ama mais. Havendo partido para um novo amor, ela já não pode continuar lá. A morte não a pegou. Viva, ela vai por onde quer, longe de mim. Não é minha.

É preciso que o tempo faça o seu trabalho de esquecimento. Mas o amante abandonado não quer esquecer. Porque ama. Ainda não foi atingido pela graça da desesperança, que chega muito devagar... Por isso ele sofre...

# Parte 5
# MORTE E RESSURREIÇÃO

# BORBOLETAS

Desde menino as borboletas me encantam. E acho que elas gostam de mim. Certa vez, na casa do Brandão, lá em Pocinhos do Rio Verde, uma borboleta assentou-se no meu rosto e lá ficou, imóvel e tranquila. Não me mexi, com medo de assustá-la. Ela ficou tanto tempo em meu rosto que deu tempo de o Brandão ir buscar sua câmera e tirar uma foto.

Penso que borboletas, seres alados, diáfanos e coloridos, devem ser emissárias dos deuses, anjos que anunciam coisas do amor. Imaginei então que aquela borboleta era um anjo disfarçado que os deuses me enviavam com uma promessa de felicidade.

O imaginário mítico e poético sempre gostou de borboletas. Os gregos, por exemplo, imaginavam a alma como uma borboleta com corpo de menina. E Fernando Pessoa dedicou-lhes um maravilhoso poema: *Eros e Psique*.

Cecília Meireles também brincou com elas. Compôs um poema em que colocou uma pequenina borboleta equilibrando a pesadíssima grandeza cósmica:

No mistério do Sem-Fim
equilibra-se um planeta.

E, no planeta, um jardim,
e, no jardim, um canteiro;
no canteiro uma violeta,
e, sobre ela, o dia inteiro,
entre o planeta e o Sem-Fim,
a asa de uma borboleta.

Podem imaginar isso, que uma borboleta com suas levíssimas asas possa equilibrar um planeta? E numa cena do filme *Sonhos,* de Kurosawa, há uma revoada de milhares, milhões de borboletas.

Isso aconteceu faz muitos anos. A cena da borboleta pousada no meu rosto estava no esquecimento. Aí sonhei e a cena se tornou viva de novo.

Os sonhos são um mundo mágico. No mundo dos sonhos, não há nem antes nem depois, nem lá nem aqui. Tempo e espaço se misturam.

Aí, sonhando, ouvi o cantarolar de uma valsinha velha de que ninguém mais se lembra. Era só um cantarolar, sem palavras. Depois de acordar, fui ao Google e lá estava ela – "Linda borboleta":

Certa manhã
Destas manhãs cheias de luz
Por entre as rosas do jardim
Eu vi passar
Gentil borboleta
De asas azuis
E o seu voo incerto
Me fez pensar

Que os namorados
Que passeiam por aí
São borboletas que a voar
De flor em flor
Procuram daqui
E procuram dali
Encontrar um novo amor

Voa, minha linda borboleta
Voa procurando a ilusão
Voa pois a vida é tão boa
Quando se tem
Um amor no coração

Sonhei com a borboleta que pousara no meu rosto. Mas de repente ela bateu asas e voou em meio às árvores da mata. Corri atrás, mas ela era mais rápida que eu.

A cena se alterou. A borboleta estava agora num shopping, voando, voando, e entrou numa joalheria. Fiquei confuso diante de tantas joias nas vitrines, até que vi a borboleta pousada num fino cordão de ouro. Mas foi só tocá-la para que ela se transformasse numa borboleta de vidro, as asas feitas com pedras coloridas.

Fiquei triste com essa transformação, porque eu preferia a borboleta viva, aquela que se assentara no meu rosto. De qualquer maneira, resolvi comprá-la. Era uma joia que eu poderia dar a alguém que se parecesse com a minha borboleta.

Pus a borboleta de pedras coloridas no bolso e me fui. Mas aí aconteceu o que eu não imaginara: como no filme de Kurosawa, milhares de borboletas começaram a sair do meu bolso e encheram de cores o espaço do shopping. E foi em meio a esse encantamento onírico que uma das borboletas não voou. Ela se assentou sobre o meu rosto e ali ficou...

Aí eu acordei...

* * *

Nestes jardins – há vinte anos – andaram os nossos muitos passos, e aqueles que então éramos se contemplaram nestes lagos.

Se algum de nós avistasse o que seríamos com o tempo,
todos nós choraríamos, de mútua pena e susto imenso.

E assim nos separamos, suspirando dias futuros, e nenhum se atrevia a desvelar seus próprios mundos.

E agora que separados vivemos o que foi vivido, com doce amor choramos quem fomos nesse tempo antigo.

Cecília Meireles,
*O tempo no jardim*

# O JARDIM ABANDONADO

Guimarães Rosa escreveu sobre um jardim abandonado. "Sem gente, virara-se em matagalzinho, sílvula, pequena brenha. À expansa, nos canteiros surgiam bruscas espécies, viajadas no ar: a daninha formosa, a meiga praga, os capins que entrementes pululam...".

Lembrei-me então de um haicai de Bashō, também sobre um jardim abandonado:

Na velha casa
que abandonei
as cerejeiras florescem.

Era assunto de uma conversa com uma amiga, quando ela se lembrou do filme *O jardim secreto*. Fiquei com vontade de contá-lo por ser muito bonito, baseado em um clássico da literatura inglesa.

São quatro os personagens principais: uma menina que fica órfã e vai morar na casa do tio, uma daquelas casas de campo inglesas que mais se parecem com palácios, cercada por uma infinidade de jardins floridos; um menino que nascera lá mesmo e conhecia todos os segredos do lugar; um outro menino que era mantido na cama, dizia-se que era doente e que, para curar-se, deveria ficar na cama, sem fazer esforço, num quarto escuro e de janelas fechadas, para o vento não entrar; e, como não poderia deixar de ser, uma governanta truculenta encarregada de tomar conta do menino supostamente doente.

O menino que ali nascera levou sua amiguinha para conhecer tudo que havia, mas encontraram uma coisa misteriosa para a qual ele não teve explicações. Era um muro alto, de forma circular, fechado em si mesmo, que não tinha porta de entrada. Toda a parede do muro estava coberta de hera, sinal de que fazia muito tempo que ninguém entrava lá.

Lá dentro, depois se soube, havia um jardim selvagem que em outros tempos havia sido o mais belo jardim da propriedade. Era o jardim do dono da casa, que passava longos tempos ali com a esposa a quem muito amava, no meio das flores e dos perfumes. Num canto do jardim havia um balanço, brinquedo de que todo mundo gosta.

Aconteceu, entretanto, uma tragédia (não me lembro bem o que foi) que tirou a vida da esposa amada. O marido, dilacerado pela dor, trancou o jardim para que ninguém entrasse e o abandonou. Haverá melhor símbolo para um coração dilacerado que um jardim abandonado e selvagem?

Mas o menino e a menina ficaram mordidos de curiosidade e começaram e explorar a hera que cobria o muro, até que encontraram uma porta com uma fechadura. Mas eles não tinham a chave! Puseram-se então numa atividade de detetives, examinando todas as gavetas, todas as caixas da casa, todos os chaveiros, até que a encontraram. Tinham em mãos a chave que lhes abriria o jardim secreto! E foi o que fizeram.

Selvagem, abandonado – mas absolutamente maravilhoso. Passaram, secretamente, a cuidar do jardim. Havia todo tipo de espinhos e de ervas daninhas, mas havia também árvores gigantescas que se alongavam para os céus.

Foi então, e só então, que começaram a ouvir gemidos num quarto da casa, um quarto em que lhes era vedado entrar. Aproveitando-se da ausência da governanta, esgueiraram-se para dentro do quarto e conheceram um menino magro, triste, esquálido, no escuro, longe do vento. Bolaram então um plano: sequestrar o menino e levá-lo para visitar o jardim secreto. E esse foi o início da cura do menino, da restauração do jardim e do retorno da alegria para aquele espaço fechado, que desde então ficou aberto.

O jardim fechado e abandonado é símbolo da tristeza, da morte do amor. As plantas selvagens, as pragas, os animais peçonhentos tomam conta de tudo. E aquele menino doente era um jardim fechado, doente pela ausência da beleza. A beleza dá vida. O jardim é o símbolo da vida e do amor. Foi por isso que o primeiro ato de Deus foi plantar um jardim.

Lá, no alto de uma montanha de Minas, há um jardim. Quem o visse teria de dizer: "Que belo!". Porém agora está meio abandonado, do jeito que Guimarães Rosa descreveu. Mas não tem importância, não. Vou procurar a chave que deixei não sei onde. E, enquanto procuro, olho para as árvores. E, à semelhança de Bashō, escrevo o meu haicai:

E no jardim que abandonei
um pinheiro e um jequitibá
fazem cócegas nas nuvens...

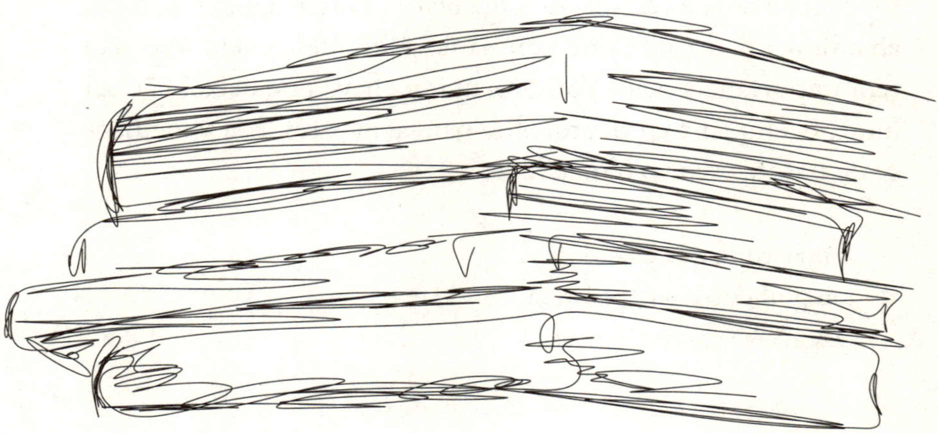

# A MORTE DO PÁSSARO ENCANTADO

O Pássaro Encantado já estava velho. Em sua vida longa, voara por todas as partes do mundo. Voava para sentir saudade, porque sabia que é na saudade que o amor cresce. Mas voltava sempre para contar estórias para uma Menina que ficara à sua espera.

Agora estava cansado. Suas asas já não eram as asas da mocidade.

Lembrou-se de quando era criança. Lembrou-se do seu deslumbramento ao ver o céu cheio de estrelas. Diziam que era entre as estrelas que moravam os deuses. Abriu suas asas e voou para chegar à morada deles. Ele queria chegar aos deuses para pedir-lhes que descessem à terra para enxugar as lágrimas dos que sofriam. Mas, chegando lá, nada encontrou, apenas o vazio. Os deuses haviam emigrado, abandonando-nos órfãos.

Lembrou-se então dos seus voos em busca dos heróis que haveriam de transformar o mundo. Mas, quando os conheceu, achou-os pequenos, mesquinhos e cheios de ódio. Não amavam nem música nem poesia. Só falavam sobre lanças e espadas.

Lembrou-se da sua passagem pela casa da ciência, morada dos homens da verdade. Mas percebeu que ali os homens não tinham asas. Andavam cuidadosos olhando para o chão, com medo de tropeçar e cair. E os diplomas que distribuíam eram fetos mortos fechados em tubos de ensaio.

Lembrou-se então do seu encontro com a poesia e as crianças. Foi aí que encontrou a alegria. Foi aí que começou a contar estórias para as crianças. Porque elas são leves, sabem rir e sabem chorar.

Aconteceu, então, que uma Menina se apaixonou pelo Pássaro e lhe disse que viveria com ele até o fim da sua vida. O Pássaro também a amou e disse que viveria com ela até o fim da sua vida.

E, como em *As mil e uma noites*, contou-lhe muitas estórias. Contou-lhe sobre um mercado onde namorados se encontravam e andavam de mãos dadas. Contou-lhe outra sobre trens que levavam a lugares de ternura. E estórias sobre gargantas cortadas nas rochas de montanhas sob a chuva que caía, de pontes cobertas com tristes finais de amor, de bosques de árvores brancas, de serras tão altas que encostavam nas estrelas, de geleiras frias de gelos brancos e azuis, de lagos límpidos onde sereias nadavam nuas, de cachoeiras encantadas onde moravam elfos e gnomos, de lobos e falcões que se amavam sem poder se tocar, de uma pedra encantada à beira da cascata onde os namorados se amavam.

A Menina se sentia iluminada pelo canto do Pássaro e lhe cantarolava, sorridente: "*You are my sunshine...*". Sim, o Pássaro Encantado iluminava o rosto da Menina como o sol. E o rosto da Menina iluminava o rosto do Pássaro como a lua.

E assim foi, por muito tempo. O Pássaro voava. A Menina sentia saudades. Ele voltava e eles se amavam.

Aconteceu, entretanto, que ao voltar de uma viagem (o Pássaro lhe trouxera um presente de amor) ele notou que algo acontecera com a Menina. Ela o recebeu com o rosto sério e lhe disse:

— Alguma coisa aconteceu dentro de mim. Meu coração mudou. Preciso partir porque suas asas duras não podem me levar aos lugares suaves onde quero estar...

Foi só então que o Pássaro notou que levíssimas asas de beija-flor haviam crescido nas costas da Menina. Ela se preparava para partir.

A Menina partiu. O Pássaro ficou.

Ele sentiu então um grande cansaço. Quando o amor parte, o cansaço vem. Olhou para a Montanha Encantada que se erguia longe, no horizonte. Ali crescia a árvore do fruto mágico vermelho que incendiava aqueles que o comiam. Era o fruto do amor. Amor incendeia.

Diziam que a Fênix o comia para incendiar-se, transformar-se em cinzas, para renascer cem anos depois.

Sentiu que a Montanha Encantada o chamava. Abriu então as suas asas e voou sem parar e sem se cansar, até que chegou. O fruto mágico, vermelho como fogo, pendia de um galho.

Tudo correu mansamente. O Pássaro comeu o fruto vermelho do amor e o seu corpo se incendiou. Suas penas se desprenderam do corpo e voaram para longe, levadas pelo vento. Em cada uma delas, estava escrita uma das estórias que ele contara para a Menina. E elas voaram por todo o mundo.

Lembra-se do filme *Forrest Gump: O contador de histórias?* Ao final uma pequena pluma flutuava no ar. Nela estava escrita a estória que você acabou de ler...

# A DECOMPOSIÇÃO DA IMAGEM AMADA

Nietzsche amava os aforismos. Aforismos são como relâmpagos: instantâneos, acontecem em segundos, mas iluminam os céus. Um curtíssimo aforismo lança luz sobre uma verdade imensa. Nada explica. Nada prova. Apenas mostra. O seu simples enunciado é o bastante para convencer. Diante de um aforismo a mente para, e, de repente, brotando da sua simplicidade, o sentido se revela.

De todos os aforismos que Nietzsche escreveu, um dos mais misteriosos é este: "Perdoar o que você fez comigo é fácil. Mas como posso perdoá-la por aquilo que você fez consigo mesma?".

O filósofo dizia que os piores leitores de aforismos são aqueles que, partindo do aforismo – que é uma afirmação abstrata e universal –, tentam adivinhar a situação de vida da qual ele nasceu.

Vou me comportar como um mau leitor de aforismos. Vou me atrever a tentar adivinhar a situação na vida de Nietzsche que o provocou. Acho que esse aforismo ilumina uma experiência amorosa que se desfez, possivelmente a paixão de Nietzsche por Lou Salomé. Lou Salomé era uma mulher linda, fascinante, inteligente, sedutora, livre, por quem qualquer homem se apaixonaria. Nietzsche se apaixonou e pensou que ela o amava. Mas ela não o amava...

Vou então imaginar um monólogo, o apaixonado dirigindo-se à mulher do seu amor. Mas poderia ser da apaixonada, dirigindo-se ao homem do seu amor.

"Minha querida, minha rosa. Eu te amo por seres uma rosa vermelha e perfumada. Tu és perfeita. Meu coração se derrete de felicidade quando te vê e sente. Queria que a eternidade fosse assim, eu te contemplando, eu sentindo o teu perfume. Eu estaria feliz só de te ver.

Sou como o Pequeno Príncipe, que amava uma rosa frágil que tinha apenas um espinho para protegê-la. Ele a amava tanto que pensava que ela fosse a única rosa do universo. Longe dela, ele desejava que ela tivesse muitos espinhos, para se defender do carneiro que poderia comê-la.

Todas as rosas têm espinhos. Tu também, minha rosa, tens espinhos. Eles perfuram a carne, cortam, e o sangue escorre. Dói... Mas não fazem isso por maldade. Os teus espinhos me ferem para te proteger. Por isso eu te perdoo, perdoo toda a dor e todo o sangue que tu me infliges. É fácil te perdoar. Perdoo para que a tua beleza não seja estragada. Porque é a tua beleza que me dá alegria. Olhando para ti, e vendo o teu sorriso, me sinto bonito...".

* * *

A bela imagem tem um poder bruxo: ela lança um encantamento sobre aquele que a contempla. O apaixonado, como numa possessão de feitiçaria, é seu prisioneiro, está possuído por ela, fascinado. Aos seus olhos, ela é diferente de todas as outras, perfeita. E não é isso que dizem as mocinhas apaixonadas, que "ele é diferente de todos os outros"?

Por isso ele perdoa sempre os espinhos dela. Os espinhos não pertencem à imagem. São acidentais. E o perdão é o ato pelo qual o apaixonado raspa todas as imperfeições da imagem amada, para que ela continue bela e perfeita. Porque, se ela não fosse bela e perfeita, ele não poderia amá-la.

* * *

"Mas há algo que não posso perdoar: aquilo que tu, minha rosa, fizeste contigo mesma...

Como aceitar essa transformação que, de repente, aconteceu na tua imagem? As tuas pétalas já não têm nem o mesmo perfume nem a mesma cor! É bem verdade que teus espinhos caíram. Eles não me ferem mais. Assim, não tenho ferimentos a perdoar. O que me fere e que não posso perdoar é aquilo que fizeste contigo mesma, e não comigo...

O que não posso perdoar não é o que me fazes, mas aquilo em que te transformaste. Já não és a imagem que eu amava! Aconteceu que dentro da tua bela imagem havia uma outra escondida, que repentinamente apareceu. Agora vejo que és uma outra. O teu sorriso; já não acredito nele. Ele esconde algo – talvez para me proteger de ver a tua outra face. Tuas pétalas já não são transparentes. Onde se encontra a outra que foste? Está em outro lugar.

E é então pelo amor com que amava a tua imagem que não posso perdoar a que tenho agora diante dos meus olhos. Tenho saudade da tua outra imagem, que não existe mais. Ela era bela, perfeita... Eu ficava feliz por perdoar os ferimentos dos teus espinhos...".

* * *

Os monges trabalhavam no cemitério do mosteiro. Cavavam as sepulturas para desenterrar os mortos e transferi-los para um outro campo santo. Era monótono, porque os mortos não oferecem surpresas. Aconteceu, entretanto, o inesperado. Quando os monges abriram a sepultura onde estava enterrado o monge Zózima, que muitos diziam ter sido santo, viram que o seu corpo não fora atingido pela corrupção. Estava perfeito, como no dia do enterro. Exceto por um pontinho no nariz, onde a corrupção se alojara.

É com esse relato que Roland Barthes inicia sua descrição da degradação da imagem amorosa no livro *Fragmentos de um discurso amoroso.* A bela imagem, a princípio lisa e deslizante, torna-se amarrotada e áspera quando tocada pela corrupção.

O que dá início a essa transformação perversa da imagem? Talvez um sorriso que discretamente sugere uma pitada de crueldade, ou uma dureza na voz que revela um subterrâneo escondido de raiva, ou uma máscara fácil que tem algo de ridículo, ou um gesto que deixa entrever um canto mesquinho da alma... E essa pequena e quase imperceptível transformação provoca um susto naquele que observa. E ele diz, silenciosamente: "Essa que agora vejo não é aquela que amo. É uma estranha". O avesso escondido escorre então para o lado direito, amarrotando a bela imagem.

* * *

"Assim, minha querida, continuo apaixonado. Mas não por ti. Amo uma imagem que não existe. A imagem da rosa vermelha e perfumada com todos os seus espinhos. E continuo a perdoá-la para que ela, na minha memória, continue a ser o objeto perfeito do meu amor. Continuo a amá-la, agora não mais como presença, mas como ausência, ser da saudade. A saudade, perfume da ausência, é o único lugar onde posso guardá-la perfeita como foi. A rosa que amei não existe mais. Amo o que não existe. Não é a ti que amo...

Compreendes agora por que é fácil perdoar o que fizeste comigo, mas é impossível perdoar o que fizeste contigo mesma? Tu és outra..."

# "... AO TERCEIRO DIA RESSURGIU DOS MORTOS..."

Matsuo Bashō (1644–1694), poeta japonês, foi o mestre supremo dos haicais. Haicais são mínimos poemas, menores não pode haver, dentro dos quais está um mundo.

Este é um dos mais famosos haicais de Bashō:

Casca oca
a cigarra
cantou-se toda.

Bashō é apelido que significa "bananeira". Era a árvore favorita do poeta. Bananeiras são árvores estranhas – dão um único cacho e morrem. Seu caule macio deve então ser cortado, o que pode ser feito com um único golpe de facão. Depois, passado algum tempo, de dentro do cepo velho e morto nasce um broto, que cresce e vira outra bananeira.

Eu havia cortado várias bananeiras que impediam o acesso a uma cachoeira, em Pocinhos do Rio Verde. Algumas semanas depois, voltei ao lugar, e este haicai apareceu-me instantaneamente:

Bananeira cortada:
no cepo velho
um broto criança.

Entendi, então, a razão do gosto de Bashō pelas bananeiras: as bananeiras velhas, mortas, não estão mortas. Dentro da sua morte, a vida faz o seu trabalho de ressurreição.

* * *

Cigarras são seres subterrâneos e silenciosos, algumas chegam a viver dezessete anos dentro da terra, sob a forma de larva. De repente saem da terra, arrebentam a casca dura que as continha (era ataúde) e se tornam seres alados, cantantes. Antes mesmo de ter lido o haicai de Bashō, colhi, no bosque onde caminho, algumas cascas vazias de cigarra e as coloquei num bonsai, no meu escritório – tinha esperança de que as pessoas entendessem aquele haicai sem palavras: seres subterrâneos podem se tornar seres alados!

As lagartas, cuja vida se resume a devorar as folhas sobre as quais se arrastam, após esgotarem essa fase rastejante e gastronômica entram num sarcófago que elas mesmas tecem, mergulham num sono profundo e, quando acordam, não mais se reconhecem – tornaram-se uma outra coisa, seres coloridos, voantes de flor em flor, borboletas.

Metamorfoses... Acontecem sempre de repente, e, embora não pareça, somos nós, seres humanos, aqueles que passam por metamorfoses com mais facilidade. É que nossa casca, diferente da casca dos animais, é feita de símbolos. Como diz o Evangelho, o verbo se faz carne. Assim, basta que as palavras se alterem para que o corpo se metamorfoseie num outro.

Símbolos são o desejo transformado em imagem. A vida são os símbolos se esforçando para dar forma ao corpo. A beleza de uma pessoa, no sentido mais espiritual, não se encontra no corpo. Ela se encontra na coreografia do corpo que dança a dança do símbolo que o possui.

Mas há um momento em que os símbolos envelhecem e se tornam cascas vazias. Vazias porque o canto que a vida cantava chegou ao final. Quando a orquestra termina de tocar a sinfonia, fecham-se as partituras e os instrumentos fazem silêncio, para que uma nova partitura possa ser aberta.

O Pássaro Encantado foi, por muitos anos, o meu símbolo. Não sei bem por quê. O nascimento dos símbolos é evento misterioso. Talvez porque a imagem de um pássaro simbolize a liberdade, como disse Fernando Pessoa:

> Ah, quanta vez, na hora suave
> Em que me esqueço,
> Vejo passar um voo de ave
> E me entristeço!
> [...]
> Por que ter asas simboliza
> A liberdade
> Que a vida nega e a alma precisa?
> Sei que me invade
> [...]
> Um desejo, não de ser ave,
> Mas de poder
> Ter não sei quê do voo suave
> Dentro em meu ser.

Quando o Pássaro nasceu, acho que era isso. Mas não só isso. Havia o amor... A estória foi escrita para uma menina que tinha medo das minhas ausências. Ela me amava e sentia saudades. E eu a amava e sentia saudades...

Como disse, os símbolos se esgotam. Posso imaginar que Bashō tivesse percebido isso ao escrever, no seu haicai, que a cigarra se esgotou toda com o seu canto. Tudo o que é belo tem de morrer; um poema morre, uma sonata morre, o dia morre...

O Pássaro Encantado cantou-se todo. Estará então condenado a ser como a casca vazia da cigarra? Para fazer de novo viver o Pássaro Encantado, tenho de invocar um símbolo de bruxedo, tirado da tradição religiosa: o da morte e da ressurreição.

Nietzsche percebeu: "Somente onde há sepulturas há também ressurreições". Goethe também percebeu: "Morre e transforma-te".

A vida, para se renovar, tem de passar pela morte. Como na música. Chegado o fim da peça musical – lembro-me da *Sinfonia Nº 5*, de Tchaikovski, que termina morrendo –, vem o silêncio. Acabou. Nada mais há a ser dito.

Acabou? Não. Na sepultura silenciosa da partitura fechada, a música espera pela ressurreição. Haverá um dia em que a sua beleza, agora em silêncio, se fará ouvir de novo. O silêncio é o tempo da espera.

A Adélia entende:
Eu sempre sonho que uma coisa gera,
nunca nada está morto.
O que não parece vivo, aduba.
O que parece estático, espera.

O Pássaro que parecia morto adubava; o que parecia estático esperava.

Aconteceu então o que acontece com a beleza da música, que parece morta no silêncio da partitura fechada. A partitura se abriu e a música se repetiu. Tudo o que é belo deseja a repetição. Mas toda repetição é primeiro morte, para depois ser ressurreição. O que morreu é esquecido para que uma nova vida possa nascer.

E a estória começou a ser contada como da primeira vez... Mas o corpo ressuscitado nunca é igual ao corpo sepultado. Ele ressuscita diferente, transfigurado. As palavras eram as mesmas, mas a melodia era outra...

* * *

"Era uma vez uma Menina que tinha um Pássaro como seu melhor amigo. Ele era um Pássaro diferente de todos os demais: era Encantado..."

SENDO ASSIM...

# A SELVA E O MAR

Vou contar uma estória de separação.
Toda separação é triste.
Ela guarda memória de tempos felizes
(ou de tempos que poderiam ter sido felizes...).
E nela mora a saudade.
A saudade ficou no rosto de uma criança,
partida entre dois lugares,
e o seu corpinho se estendia
de viagem a viagem,
entre a casa do pai e a casa da mãe,
esticado, querendo fazer uma ponte imensa
que juntasse de novo
aquilo que a vida separara.
E ela ficava a se perguntar: Por quê?
E é por isso que conto,
para ajudar a entender...
Sua mãe nasceu no mar
e era, inteirinha,
amor ao mar.
Ah! Você quer saber

o que é o amor...
Amar é querer trazer para bem perto
aquilo que está longe,
abraçar, esforço de pôr dentro
aquilo que está fora,
beber, com prazer, aquilo que fez
os olhos sorrir.
Pois é, ela bebia do mar
tudo o que via,
e o mar nela morava
e ela o mar namorava:
a imensidão azul mistério,
as coisas que viviam nas suas funduras:
corais vermelhos,
algas verdes,
peixes de cores brilhantes,
icebergs branco-gelados
de mares não vistos,
músicas silenciosas de catedrais encantadas.

Assim era o corpo da jovem.
Você acha estranho?
Pensava que o corpo era feito de carne,
de sangue e de ossos?
Puro engano.
Nosso corpo é feito daquilo
que o amor pôs lá dentro.
E onde o amor quis, mas não pôde,
ficou um vazio,
que é onde mora a saudade...
Assim era o corpo daquela jovem,

quase menina:
havia os sons acolhidos
por seus ouvidos,
barulhos de ondas,
um paciente ir e vir sem fim
como a vida...
Odores de coisas marinhas
entravam lá dentro
pelas narinas pulsantes
e faziam bem a lugares ocultos;
perfumes azuis de marolas
e aromas de pérolas brancas...
(Você já sentiu isso, o bem
que um perfume faz,
num lugar de dentro da gente
que a gente nem sabe onde fica?)

Sua pele brincava com a água
e se arrepiava toda
quando a brisa lhe fazia cócegas.
E em seus olhos se viam gaivotas de brancas asas
e barcos a vela ao vento.
Quem lhe ouvisse o coração bater
juraria que eram ondas...
Seus seios, conchas lisas que abrigavam
criaturas macias.
Seu ventre, lugar de mistérios,
como a vida secreta do mar,
caverna escura onde nadavam peixes minúsculos
e invisíveis sementes ficavam à espera.
Mas havia uma coisa que ela não podia entender:

era uma tristeza,
suave,
nostalgia.
Não lhe bastava o mar infinito.

Havia os Vazios,
Desejos,
Ausência imensa,
Saudade de algo que lhe faltava.
E ela sonhava com coisas longínquas,
e as amava:
florestas que nunca vira,
e pensava que seria bom se,
um dia,
o mar e a selva se encontrassem
e o azul e o verde se misturassem.

Ela amava o mar que nela morava,
e a selva, ausência,
pedaço que lhe faltava.
E cantava o nome do seu amado:
"Os bosques são belos, sombrios,
fundos..." (Frost).

Seus olhos se voltavam então
para o alto das montanhas, ao longe,
e viam as silhuetas de árvores
ao céu, e imaginavam
belezas e mistérios diferentes
daqueles do mar.

E amava a floresta
com que sonhava.

Seu pai nascera no meio da selva
e o seu corpo crescera
com árvores velhas de muitos anos,
frutas silvestres de muitas aves,
musgos macios de muitos verdes,
borboletas de asas de muitas cores,
aves de vozes de muitos cantos,
grilos ocultos em muitas noites,
correntes de águas de muitas pedras,
flores silvestres de muitos cheiros,
terra macia de muitos brotos,
vidas que renascem de muitas formas...
Ah! Assim era o seu corpo.
"E como ele se entregava!
Amava seu mundo interior, caos selvagem,
bosque antiquíssimo,
sobre cujo silencioso despertar verde-luz
seu coração se erguia" (Rilke).

Mas ele também tinha
um sentimento triste, vazio,
doía-lhe o lugar da Falta.
E quando o sol
se punha sobre o mar,
ele sentia
uma nostalgia imensa.
Como se a floresta

não lhe bastasse,
o desejo por algo
belo-distante,
ausente.
E, da sombra
verde das árvores,
olhava a luz azul do mar,
solene no horizonte,
brincalhão na areia,
e desejava mergulhar nele,
e pensava que felicidade é isto:
a selva penetrando o mar.

Um dia os dois
se encontraram,
se amaram,
a floresta mergulhou no mar,
o mar abraçou a floresta,
suas sementes se misturaram
e uma criança nasceu...
E ela tinha no seu corpo
um pouco de mar
e um pouco de selva...

Ah! Felicidade maior
não poderia haver,
e até pensaram que seria eterna...
Foram morar lá em cima,
no lugar do Pai,
os três.
Felizes...

O pai, no seu mundo verde,
velho amigo, conhecido.
A mãe, no mundo verde,
mistério com que sempre
sonhara e desejara.
A criança, feliz,
por ser selva e ser mar.

Mas o tempo passou
e a felicidade acabou.
No peito da jovem
foi crescendo uma dor.
Primeiro era saudade mansa
que virou tristeza:
e a floresta, tão bela de longe,
virou prisão...
E o jovem que tanto amara
ficou estranho, gigante verde,
senhor da floresta,
seu carcereiro.

Ah! Ela já não podia amar a selva
e sua face se transtornou.
E o mar que morava nela ficou sinistro,
uma tempestade enorme
cresceu por dentro,
e no seu rosto quebraram ondas
em cuja fúria até mesmo a criança
se debatia. E a jovem virou tristeza
por se ver assim, tão feia.
(É preciso que você saiba disto:

nós amamos as pessoas
por aquilo de belo que elas fazem
nascer em nós.
Como se fossem espelhos.
Se nos vemos belos
naqueles olhos que nos contemplam,
nós as amamos.
Mas, se nos vemos feios, as odiamos...)

E ela então compreendeu que,
por mais belas que as matas fossem,
ela seria sempre uma estranha,
exilada, sem lar.
E foi o que disse ao seu companheiro,
que a entendeu
e disse que não importava.
Viveriam à beira-mar
para que ela reencontrasse
a felicidade perdida.
E assim aconteceu.
A alegria voltou.

Mas o tempo passou
e a saudade chegou
agora ao peito do jovem,
onde a solidão foi crescendo,
tristeza de quem vive em degredo,
prisioneiro de ilhas cercadas de mar sem fim.
E a jovem que ele tanto amara
se transfigurou num mar de tristeza,

ondas que repetiam
de noite e de dia,
sem parar:
"Nunca mais, nunca mais..."

E a floresta que morava nele
se enfureceu,
e acordaram os bichos sinistros
que dormiam nela,
cobras e escorpiões,
venenos e escuridões,
e aflorou tudo naquele rosto
outrora manso,
e ele ficou sinistro,
e havia fogo no seu olhar,
e espinhos cortantes no seu falar.
E ele chorou ao ver o espanto
nos olhos da sua criança,
espelhos tristes,
e sentiu que já não era o mesmo,
e nunca o seria,
longe da selva,
que era o seu lar.

E então compreenderam que,
para continuar a ser belos,
era preciso que o mar e a floresta
fossem verdadeiros consigo mesmos
e morassem nos seus lugares.

E assim viveram, longe:
a jovem, à beira-mar, saudosa da floresta,
o jovem, na floresta, com saudades do mar...
E é por isso que as pessoas se separam,
por mais que isso as dilacere,
para ficarem bonitas de novo
e voltarem aos mares e florestas perdidos...
Cada separação é uma busca
de um amor que se perdeu:
em cada partida, um desejo de reencontro.

Quanto à criança,
diziam os outros, que nada sabiam:
"Não tem onde morar..."
Ignoravam os mundos onde vivera
e que no seu corpo pequeno moravam
um mar e uma selva.
E se ora estava com a mãe, à beira-mar,
ora com o pai, na floresta,
não é que um lar lhe faltasse.
Ela era mar,
era floresta,
e podia sentir-se em casa
onde quer que estivesse.

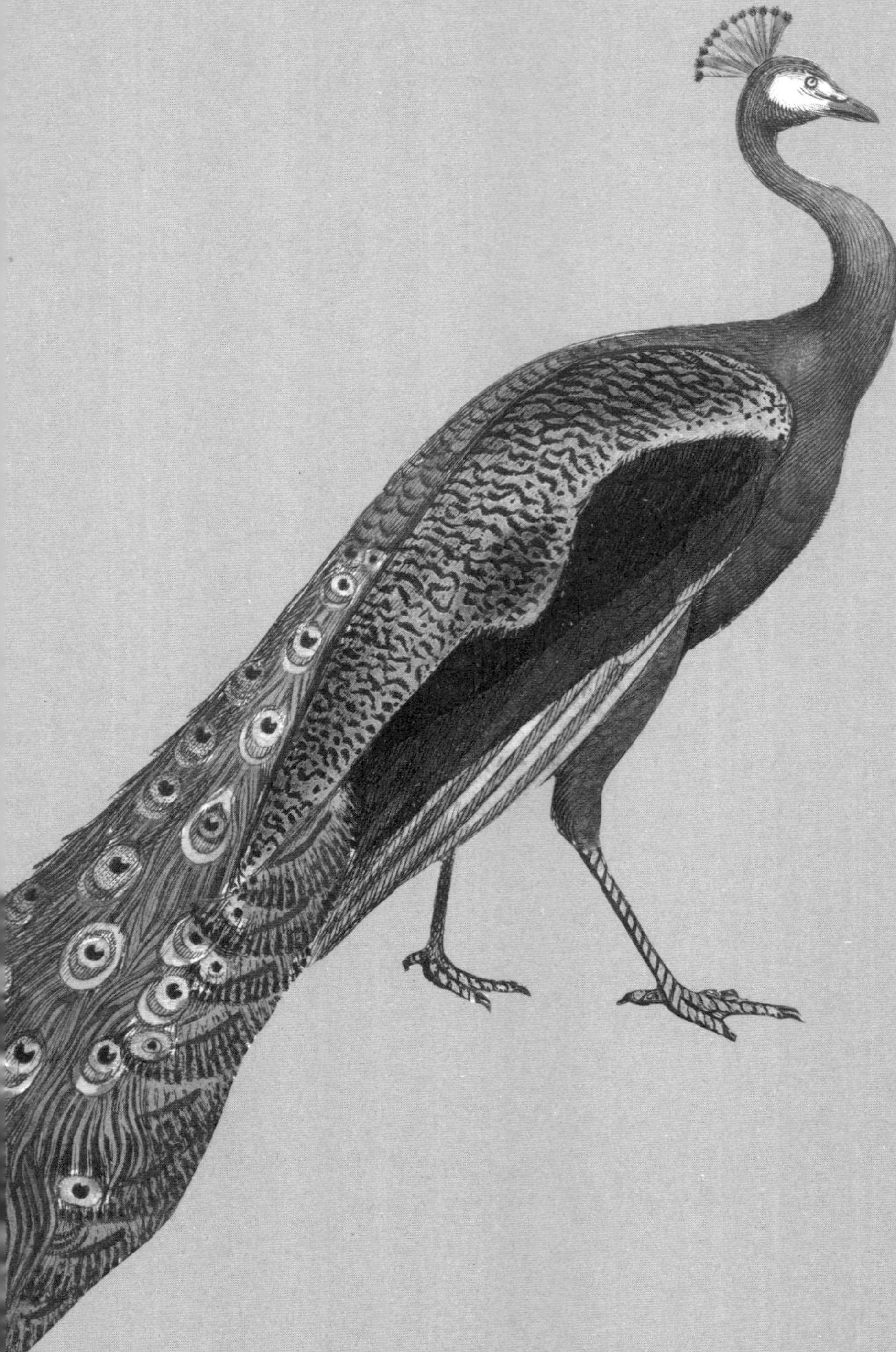